ストレスの9割はコントロールできる

YOU CAN CONTROL 90 % OF YOUR STRESS.

鎌田 敏
BIN KAMATA

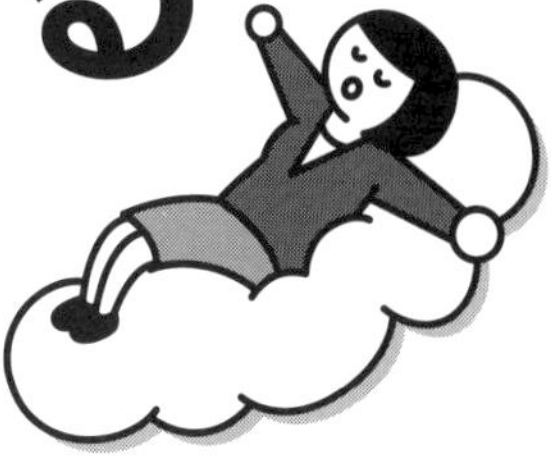

明日香出版社

はじめに

■どんな人でも心が疲れるときはある

明るい未来がイメージできない……
職場の人間関係で疲れている……
仕事がうまくいかなくていつもイライラしている……
夫婦関係で疲れている……

例えば、新型のウイルス。
感染しないだろうか……
仕事のやり方の変化についていけない……
テレワークで孤独を感じる……
ビクビクしすぎて体調が悪くなりそうだ……

どんな人だって悩みを抱えて生きています。
どんな人だって心が疲れるときはあります。

それなのに、こうした自分をごまかすかのように否定し、我慢し続けてしまうと、余計に疲れが溜まることが多いのです。

不安を感じ、心が疲れることは誰にでもあることなので、そうした自分の本当の気持ちに素直に向き合い、「今の私はこんな気持ちなんだなぁ」と優しく自分を受け止めることが大切です。

私自身これまで、リストラ、阪神・淡路大震災、パニック障害などによって、心が折れそうになったり、何とかしなければとわかっていても心が疲れて動けなくなったりしたことがあります。

しかし、こうした想定外の出来事は「自分が変わらないと前に進めない」「扉を開くのは自分の心のあり方と行動次第だ」ということを私に教えてくれました。

そして、同時に「ストレスをコントロールすることが大切だ」と学びました。

不安な自分、疲れている自分、イライラしている自分もまた「今、ここ」にいる自分自身なんだと、まずは優しく受け止めます。

そして、ゆっくりと呼吸を整えて、立ち上がって、小さな一歩を踏み出すのです。

本書では、このような小さな一歩を踏み出すためのストレスコントロールの技術をお届けします。

■コントロールできることにフォーカスする

突然ですが、質問です。

①今、あなたの心の状態を色でたとえると何色ですか？
（その色にネガティブなイメージを感じても否定せずに受け入れてください。色は日々の出来事や状況によって変化します。今は暗い感じがする色だとしても、うれしい言葉、感謝の言葉、ねぎらいの言葉をかけられるだけで、明るい色、温

もりを感じる色に変化するものです）

②何色になるといいですか？
（1日の中で何色が多くなるといいですか？）

③その色になるために、あなたができることは何ですか？

最初の問いで、あなたの心の状態（現状）について色を通して見つめていただきました。

次の問いで、望ましい心の状態（ありたい姿）をイメージしていただきました。

最後の質問で、望ましい心の状態を実現するためにあなたがコントロールできることについて考えていただきました。


コントロールできることにフォーカスすることが、ストレス管理の大前提となります。

まずは、「今、ここ」のあなたの気持ちにリンクしたキーワードが載っているページを開いてみてください。あなたが感じているストレスの本当の原因に気づけたり、ストレスをコントロールする術を発見できると思います。あなたの心のエネルギーの回復や、小さな一歩を踏み出すことに役立てていただければうれしいです。

あなたの笑顔、あなたの大切な人の笑顔につながることを心から願っています。

２０２０年８月　こころ元気研究所　鎌田敏《びん》

第2章 「ストレスを溜めやすい人」の10の特徴

第3章 「ストレスを溜めない」10の思考法

第4章 「ストレスを溜めない」11の行動習慣

第5章 「ストレスが溜まったとき」の7つの解消法

○カバーデザイン　藤塚 尚子（e to kumi）
○本文イラスト　大野 文彰（大野デザイン事務所）

第1章

心と身体の声に耳を傾ける

1 ストレスサインを見逃さない

■小さな悲鳴は現れていないか？

私は以前、仕事中にパニック障害による発作によって、死の恐怖を感じたことがあります（大げさと思われるかもしれませんが、本当なんです……）。自律神経の働きが乱れに乱れて身体のコントロールが利かなくなり、救急車で病院に運ばれたのです。自分の内側からあんなに大きな悲鳴が聞こえたのは、はじめてのことでした。

でも、そのずいぶん前から、疲れているのになかなか眠れない、夜中に目が覚めると突然動悸が激しくなる、仕事中に暑くもないのに手のひらに汗をかく、軽いめまいのようなものを感じるなど、いつもの自分とは違う小さな悲鳴が聞こえていました。

しかし、その小さな悲鳴を私は無視していました。

サインに無関心だったのです。「ちょっと疲れているだけ」「栄養ドリンクを飲めば大丈夫」と。

やがて、その小さな悲鳴たちは、発作という大きな悲鳴になったのです。そうなると本当に辛いです。

だから私はあなたに伝えたいのです。


小さな悲鳴に無関心はいけません。

自分と仲良くすることが大切です。

心と身体の声に耳を傾けてください。

日常のちょっとした行動や気持ちの中に小さな悲鳴は紛れ込んでいます。

小さな悲鳴を早めにキャッチして対処してあげてください。


次の項目の中から、自分に当てはまるものがあればチェックを入れてください。

□朝起きたときから疲れを感じる
□イライラすることが多くなった

□パートナーとの口喧嘩が増えた
□なかなか眠れない、眠りすぎる
□なぜだか涙が出てくる
□頭が重い感じがする、めまいを感じることがある
□お酒の量が増えた
□手のひらや首筋に汗をかくようになった
□ときどき動悸がする
□気がつくと何か食べている、つい食べすぎてしまう
□以前より無口になった、以前よりおしゃべりになった
□身だしなみに無頓着になった
□仕事や人と会うのが面倒くさく感じることがある
□仕事中や外出時にビクビクしたり、小さな震えを感じることがある

ここにあげたものはストレスによる心身の変化のほんの一部です。チェックがついたから「必ず病院に行こう」というものではありません。

むしろ日常の中で、ときどき現れるものがたくさんありますね。

ただし、チェックが５つ以上ついた方は、要注意と受け止めて欲しいです。ここにあげた項目以外にも、いつもと異なる心身の変化があるのではないでしょうか。

■優しくキャッチして対処する

私の体験から言えることは、実は**こうした日常の小さな悲鳴（不調のサイン）が複数あれば、大きな悲鳴につながるかもしれない**ということです。

ですから、チェックのついた項目がひとつだからといって無視していいわけではありません。


「休んだほうがいいよと教えてくれているんだね」

「そうか、ありがとう！　週末、リフレッシュしてくるよ」

「そうだね、今夜は残業しないでしっかり寝るよ」

「怒りっぽくなってたね、妻と喧嘩したのもそのせいだね」

「深呼吸してみるよ」

「散歩してくるよ」

「ゴメンねと謝ってみるよ」

「相談してみるよ」

と小さな悲鳴をキャッチして対処できるかどうかが、生活の質（ＱＯＬ）を左右するのです。


繰り返します。

小さな悲鳴に無関心はいけません。

自分と仲良くすることが大切です。

心と身体の声に耳を傾けてください。

日常のちょっとした行動や気持ちの中に小さな悲鳴は紛れ込んでいます。

小さな悲鳴を早めにキャッチして対処してあげてください。

対策１

自分の中から聞こえる声に敏感になる

2 「ストレス反応」は脳から

■脳が疲れやすい時代

前節でチェックしていただいた項目がストレス反応と呼ばれるものの一例です。ストレス反応は「心」だけでなく「身体」や「行動」にも現れます。

ストレス反応が生じるポイントは「脳」です。さまざまな場所に信号を送る脳にトラブルが生じると、小さな悲鳴や大きな悲鳴につながります。小さな悲鳴は脳が「無理するな」という信号を出していて、大きな悲鳴は脳がＮＯという「ストップ」の信号を出したわけです。

例えば、洗濯機の音がいつもと違う（小さな悲鳴）ことに気づいていたのに、何の対処もせずにほったらかしにしておいたら急に故障して動かなくなって（大きな悲鳴）

困った経験はありませんか。

家電製品、パソコン、自動車などの人間の身体でいう脳のような大切な箇所がトラブルを起こせば、専門家に修理してもらわないと解決できなくなってしまいます。


現代社会は通信手段の進化により、情報が洪水のように押し寄せます。ときにはフェイクニュースに振り回されたりします。

また、LINEなどをはじめとしたSNSやメールなどで、自分の都合とは関係なく連絡を入れられます。すると、相手のペースに合わせて返信したり、要件をこなしたりしなくてはなりません。

ですから、**スマホなどを眺める時間を上手に管理しないと、日常に「間」というゆとりがなくなって、寝る間以外は脳がフル回転してしまいます。**


通信手段の進化はインターネット前夜からすると革命と言っていいほどの恩恵を社会にもたらしていますが、一方でうまくつき合わないと脳がとても疲れやすい時代でもあるのです。

「新型コロナウイルスに感染してしまう前に、コロナ疲れからコロナうつになってしまうので心のケアに意識を向けましょう」と、この原稿を書いている時点でさまざまなメディアを通して見たり聞いたりするようになっています。「コロナうつ」にならないための一番大切なポイントは「新型コロナウイルスに関するニュースを意識的にシャットアウト」することです。

朝起きてもコロナニュース、寝る前もコロナニュース、人と会話してもコロナニュース、夢の中までコロナ。フェイクも含めたコロナニュースで脳が疲れ果てて、不安は増すばかり。

不景気なときに自分が働く業界の今後が気になってネットサーフィンをしてしまうと、ネガティブ情報があふれていて、不安がますます加速することがあります。

例えば同業他社の倒産や赤字決算、閉店やリストラなどの情報にばかり触れていると、同僚との会話もネガティブな話題になり、脳が疲れ果てて、会社の存続や将来の収入への不安は増していきます。

意識的にバッドニュースに触れないようにすることも、自分の心を守るためのストレスコントロールです。脳を休めてあげることが大切なのです。

■脳を休める方法

疲れた脳は休めてあげましょう。
大切な方法を3つ紹介します。

①睡眠

睡眠はハードディスクのデフラグ（最適化）のような時間、つまり脳をベストコンディションな状態にするための大切な時間です。不安眠は逆効果ですので、安眠が大切です（安眠のポイントは5章で紹介します）。

②ボーっとする

チコちゃんには「ボーっと生きてんじゃねーよ」と怒られそうですが、脳を休めるにはボーっとする時間が大切です。集中ばかりしていては疲れます。ぼんやりしてい

脳を休める3つの方法

❶ 睡眠

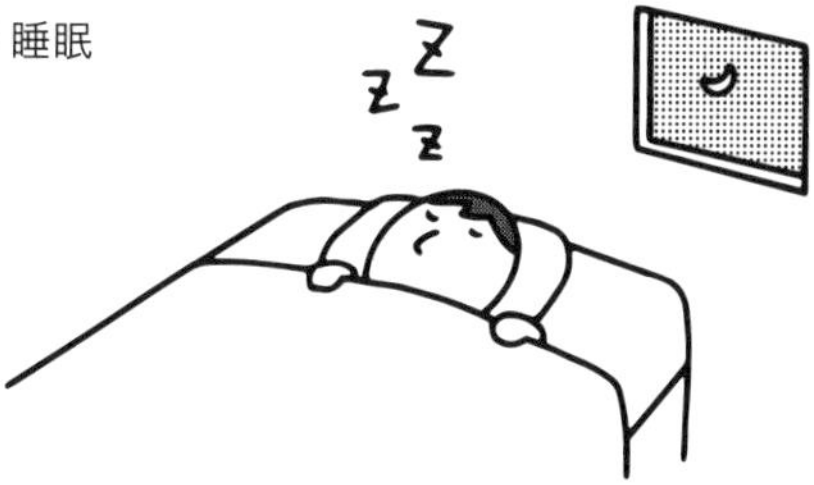

❷ ボーッとする

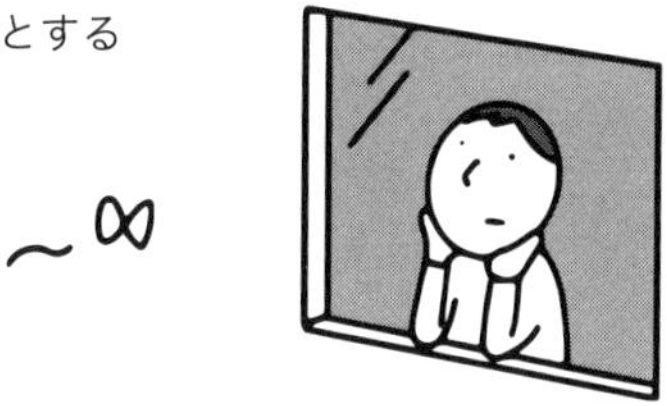

❸ 話を聴いてもらう

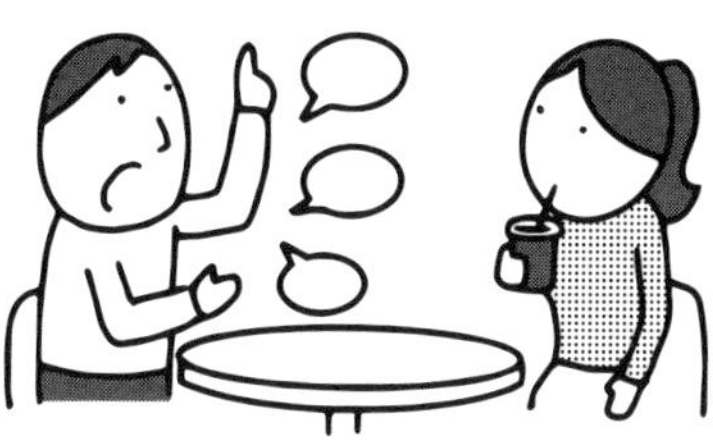

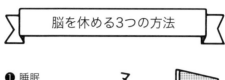

る時間は、次の集中のためのアイドリングのような時間です。

③ 話を聴いてもらう

不平不満、不安や心配事などがあるときに信頼できる人に話を聴いてもらうことで、脳はリセットされることがあります。「話す」とは「放す」であり「離す」ことにつながり、心がスッキリします。

カタルシス（自己浄化）と言いますが、話すことは脳にこびりついたモヤモヤやイライラの除菌効果があるのです。ここで大切なのが自分の話を聴いてくれる人がいるかどうか、ということです。私はそうした人のことを「心のサポーター」と呼んでいます（こちらは5章で詳しく説明します）。

3

「ストレス反応」には段階がある

■ストレス反応の段階と対処法

ストレス反応には段階があり、それぞれの段階に応じた対処が必要です。

例えば、人前でスピーチすることになった場合。

スピーチは**【ストレッサー】**というストレスを引き起こす原因（きっかけとなる出来事や状況のこと）になります。

Aさんは「よっしゃ！目立つチャンスだ」とワクワクしています。

Bさんは「苦手だし、緊張するし、嫌だ」と憂鬱に感じています。

同じストレッサーでも**【認知】**（どのように受け止めているか）により心の状態が違います。ワクワクも憂鬱もストレス反応ですが、憂鬱には対処が必要ですね。

Bさんはスピーチの時間が近づいて、ドキドキし、手のひらに汗をかき、ソワソワしてウロウロしはじめ、ますます憂鬱になって逃げ出したくなってきました。

ドキドキは**【情動的興奮】**、手のひらに汗をかいたりソワソワしてウロウロしたりしている状態を**【身体的興奮】**と言います。

ここまでをまとめると、**ストレス反応は「ストレッサー↓認知↓情動的興奮、身体的興奮」という段階を経ている**ということがわかります。

それでは　それぞれの段階への対処法を紹介します。

【ストレッサー】には**【改善】**が対処法となります。

「スピーチのトレーニングをする」「スピーチが上手な人にアドバイスをもらう」「話し方講座に参加する」などです。「お腹が痛くなるほど苦痛ならば別の人にスピーチを代わってもらう」というのも改善になります。

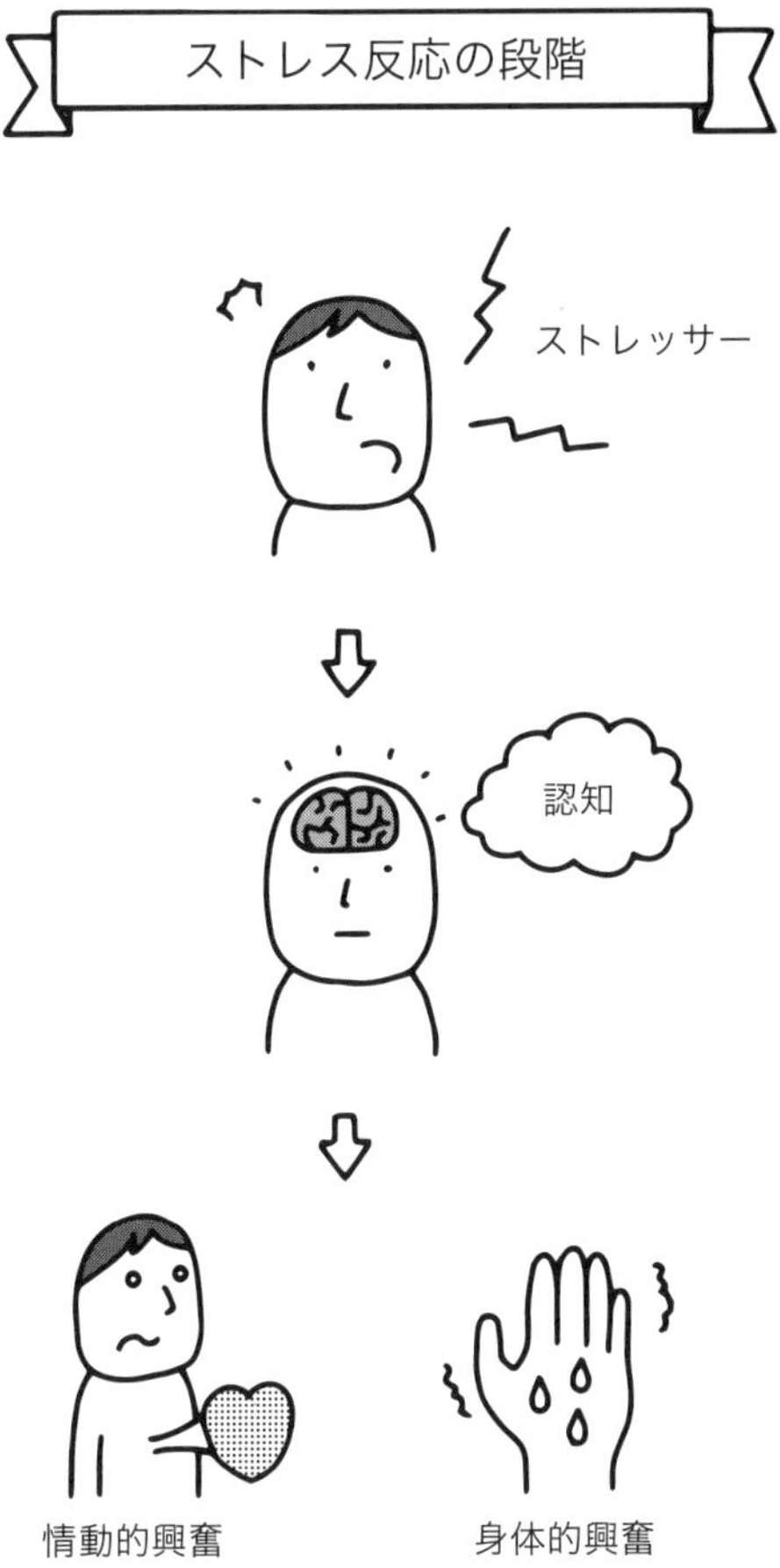
ストレス反応の段階
ストレッサー
認知
情動的興奮
身体的興奮

無理をしすぎて心身のバランスを乱してしまえば本末転倒です。

【認知】には**【受け止め方を変える】**というアプローチが対処になります。

スピーチを「上達する機会だ」「失敗しても誰も気にしないよ」「多くの人に私を知ってもらえるチャンスだ」と前向きに受け止めることです。プラス思考のことです。

【情動的興奮】や**【身体的興奮】**には**【リラクセーション】**などが対処になります。

身体や行動を通してストレス反応に対処します。深呼吸、ストレッチなどです。手のひらに人という字を書いて飲み込むこと

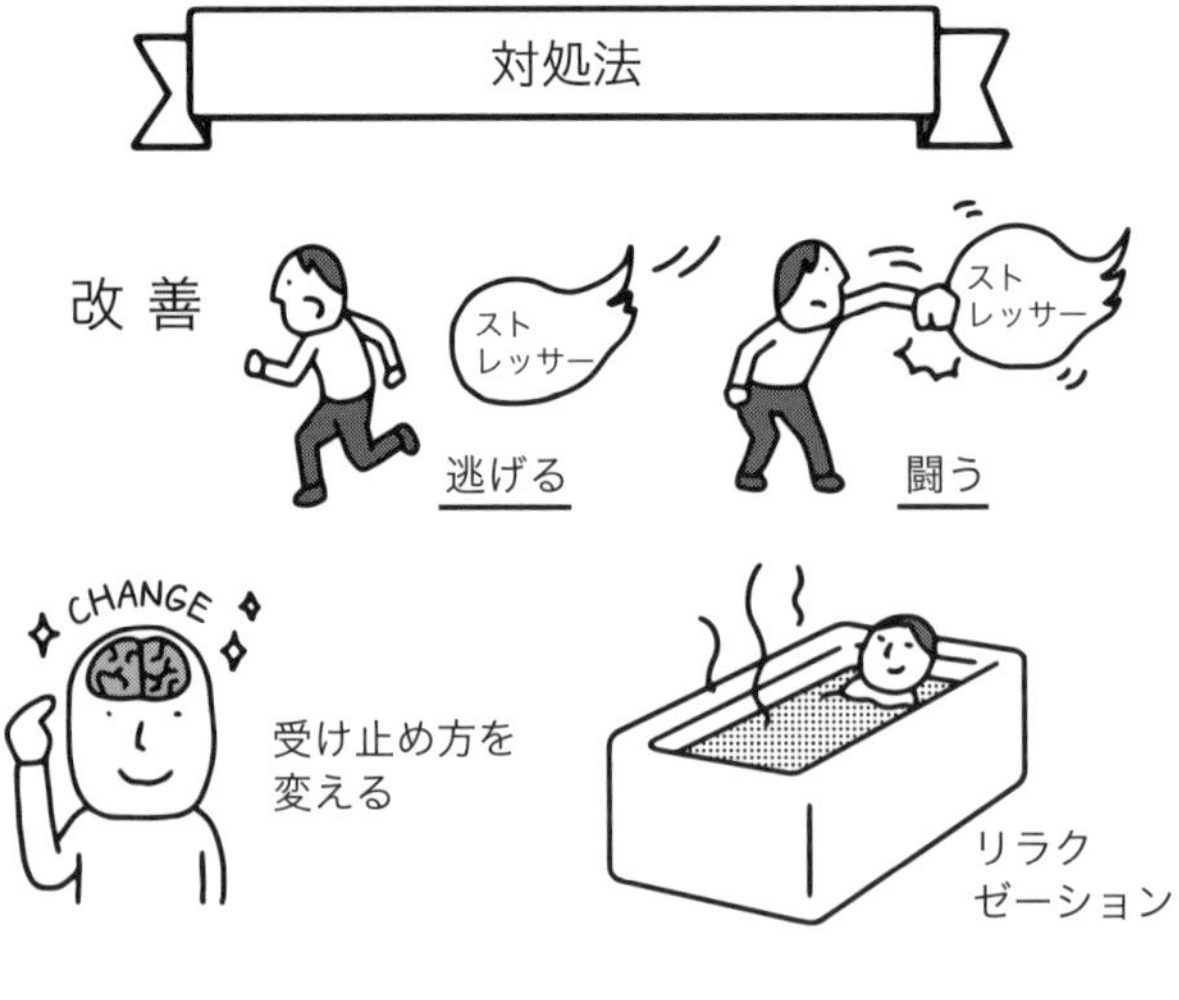

対処法
改善
スト
レッサー
逃げる
スト
レッサー
闘う
CHANGE
受け止め方を
変える
リラク
ゼーション

で本当に気持ちが落ち着く人は、その行動がリラクセーションになります。

■ストレッサーには「改善できるもの」と「できないもの」がある

担当する仕事の量が多く、残業が続く毎日で、目の疲れ、肩コリ、腰痛などでため息をつくことが多くなったAさん。

満員電車が苦痛でイライラしたり息苦しく感じたりして、電車内で近くの人を睨みつけてしまうことが多くなったBさん。

取引先の相手にミスを何度も指摘されたことで怖くなり、その相手に訪問はもちろん、電話をするときもドキドキして、苦痛に感じているCさん。

「目の疲れ、肩コリ、腰痛、ため息」というAさんのストレス反応。
「イライラ、息苦しい、睨みつける」というBさんのストレス反応。
「相手が怖い、ドキドキする、苦痛」というCさんのストレス反応。

こうした**ストレス反応の対処を上手にしないと、心身が大きな悲鳴を上げてしまうかもしれません。**

日常の中でストレス反応への対処がうまくできていないと感じているケースがあるなら、本書の中でできそうなものを試してみてください。

Aさんのストレッサーは仕事の量です。他のメンバーにサポートしてもらい仕事の量を減らすことや、仕事内容を見直して効率化・時短化を図ることが【改善】にあたります。一方で他のメンバーも忙しくてサポートを頼めなかったり、これ以上仕事が省けなかったりすることもあります。

Bさんのストレッサーは満員電車です。「同じ時間の電車に乗ってくるな」と他者をコントロールできませんが、いつもより早く起きて満員でない時間帯の電車に乗ることはできます。この場合、早起きして通勤することが【改善】にあたります。あるいは自転車通勤することや指定席車両で通勤するなども【改善】になりますね。

Cさんのストレッサーは取引先の相手です。ベテランの先輩に同行訪問してもらう、ミスを繰り返さないためにダブルチェックで丁寧に仕事をする、場合によっては担当を代えてもらうことなどが【改善】にあたります。取引先の相手に代わってもらう、ミスを指摘しないようにお願いすることはできませんよね。

ストレッサーの【改善】について考えてみると、コントロールできるものと、できないものが浮かび上がってきます。

対処できるものは何か。それを明確にしてアプローチしていくことが大切です。

対策３

ストレスそれぞれに合わせた対処法を取る

4 ストレスの正体を探ろう

■本当のストレスの原因は何だろうか

日常でストレスと感じるものの中には、実は別の何かが本当のストレスの原因となっていることがあります。

今期の営業数字目標（上司から与えられた数字）にストレスを感じている会社勤めのAさん。「こんなの無理だよ」「全然やる気が起きないよ」と心のエネルギーが下がっています。

今期の営業数字目標（自分で設定した数字）に目を輝かせて、達成のためにあの手この手を考えるBさん。「これを達成すれば、地域一番店になれるよ」と心のエネルギーが上がっています。

今期の営業数字目標（上司から与えられた数字）に気合いが入っているCさん。「この目標を達成すれば、営業スキルの向上、お客様とのつながりも幅広くなり、できる営業マンとしての成長が待っている」と心のエネルギーが上がっています。

Bさんは自分自身で立てた目標であり、数字目標達成そのものよりも達成の向こう側で待っている地域一番店となることが本当の目標なので、数字に納得しています。

Cさんは数字そのものよりも、その目標を達成することで得られるものに納得しているので、心のエネルギーが上がっているのです。

実は、Aさん、Bさん、Cさん、営業数字目標は同じでした。しかし、Aさんだけがストレスを抱えたのには、数字ではなく「納得感のなさ」に原因があります。

このような場合は、上司と「納得できる」数字目標の設定を相談したり、数字目標を達成したら得たいことと、得られるであろうことを一致させることが改善するポイントになります。

■私の本当のストレス原因がわかった瞬間

新型コロナウイルスが国内にも広がりはじめ、講演や研修講師の仕事のキャンセルが2月下旬あたりからはじまりました。仕事がすべてストップしたため収入が激減し、これまで蓄積してきたものがメルトダウンしていくような不安感に襲われたのが3月下旬から4月上旬にかけてのことです。どうしたらいいのかわからなくなっていきました。

不安が心と身体を固くして、思考と行動を遮るのです。

「何とかしなきゃ」とはわかっていたのですが。

そんなときにSNSなどで同業の方たちがオンラインを活用した講師活動をはじめているのを知りました。

しかし、そのときに私が心の中でつぶやいた言葉は「研修の参加者とワイワイガヤガヤとリアルにコミュニケーションしながら楽しい場の空気をつくることに生き甲斐を感じている僕には……このやり方は……ないな……」というものでした。

でも、このつぶやきは自分をごまかそうとしていることにすぐに気づきました。ただ単に私はオンラインの講演や研修のやり方に無知であり、自信もなく、デジタルが苦手だからやりたくなかったのです。

なぜ、それにすぐに気づいたかというと、オンラインでの講演依頼の問い合わせがきたからです。依頼がくると私は急に手のひらを返すように「やります！」と返事をしたのでした。他者からの声がけにより芽生えた「自分は必要とされている」「稼ぐことができる」という想いにより、苦手を克服すべく動き出したのです。

つまり、リアルでコミュニケーションを取れないことがストレスとなっていたのではなく、変わらなければいけないことや苦手意識が本当のストレスの原因だったのです。

「やらない理由ではなく、やれることにフォーカスしよう」「問題点ばかりでなく、解決にフォーカスしよう」と、講演や研修で何度もお伝えしていたにもかかわらず……です（滝汗）。

苦手意識への対処はとてもシンプルで、慣れること、経験してみることです。

慣れてくると楽しくなってきますので、苦手意識よりも成長意識がどんどん大きくなっていきます。

結果として、私もオンラインでの講師活動をスタートすることができ、新たな武器を手に入れることとなったのです。

対策4

何がストレスの原因となっているか正確に知る

5 わかっちゃいるけどやめられない理由

■心の奥底にある本当の声に耳を傾けよう

会社が行うストレスチェックで高ストレスという結果が出た管理職のＡさん。原因を考えると、仕事量が多いことに気がつきました。さらに考えると、その原因は部下に仕事を任せられないことだと思い至りました。

部下に仕事を任せることができれば、仕事量は軽減することはわかっているのですが、それができないのです。

最近なかなか眠れなくて日中はいつも睡魔に襲われてしまう、社会人となって８年目のＢさん。

原因を考えると、通勤時間などはもちろん、ベッドに入ってからもスマホ片手にＳＮＳにかなりの時間を使っていることに気がつきました。

ＳＮＳ時間を減らせばいいのはわかっているのですが、それができないのです。

創業した会社を「高齢になったから自由にのんびり暮らしたい」と考え、「君に任せるよ、君の感覚を大切にして、この会社を発展させてくれたまえ」と後継者に任せたＣさん。

ところが毎日のように会社に顔を出しては経営に口を出し、現社長と口論になり、会社の空気が悪くなります。

会社に顔を出さなければいいのはわかっているのですが、それができないのです。

Ａさんも、Ｂさんも、Ｃさんも改善すべきことはわかっているのにそれができないのです。

なぜでしょう？

「部下に仕事を任せたい」「ＳＮＳの時間を減らしたい」「会社に顔を出さない」を邪魔する固定観念が心の奥底に存在するからです。

その**固定観念に気づき、修正していく**のです。

■固定観念を書き換える

部下に仕事を任せられないAさんは、自分と向き合う中で「自分よりできる部下が登場してくるのが怖い」ことに気がつきました。

ここを「自分よりできる部下の登場は、指導者として優秀な証拠だ」と修正してはいかがでしょうか。

SNS時間を減らすことができないBさんは、自分と向き合う中で「他者のリア充に嫉妬している」ことに気がつきました。

ここを「自分のリア充に時間を費やさないと人生がもったいない」と修正してはいかがでしょうか。

自由にのんびり暮らしたいはずだったのに毎日会社に顔を出して経営に口を出してしまうCさんは、自分と向き合う中で「自由にのんびり暮らしたいというのは表向きの理由で、やはりまだ経営に未練がある」ことに気づきました。
ここを「新たに起業して経営者としてもうひと花咲かせてみよう」「若手経営者を支援するコンサルタントとして講演活動をはじめてみよう」と修正してみてはいかがでしょうか。

わかっちゃいるけど、やめられない……

あなたには思い当たることはないですか。
そんなときは、**心の奥底にあるそのやめられない本当の声を聴いてあげましょう。**
紙に書き出してみると本当の声に気づきやすくなります。

対策5

自分の本音を顕在化する

第2章

「ストレスを溜めやすい人」の10の特徴

1 「ねばならない」とらわれる人

■完璧思考からの解放

「〜すべきだ」「〜すべきではない」「〜でなければならない」という「ねばならない」思考は完璧主義な方の特徴であり、ストレスを溜めやすい人の特徴でもあります。

責任感が強く、目標に向かって前進し続けようとする長所がある一方で、自分に厳しいので自己否定したり、自分だけでなく他者にも厳しいため人間関係にトラブルが生じることがあります。欠点探しが得意で小さなミスも許さないため、イライラすることが多い人です。

般若心経は、ストレスなく心豊かに生きていくための教えであり、その教えを一言で言うならば「とらわれない心が大切ですよ」ということです。

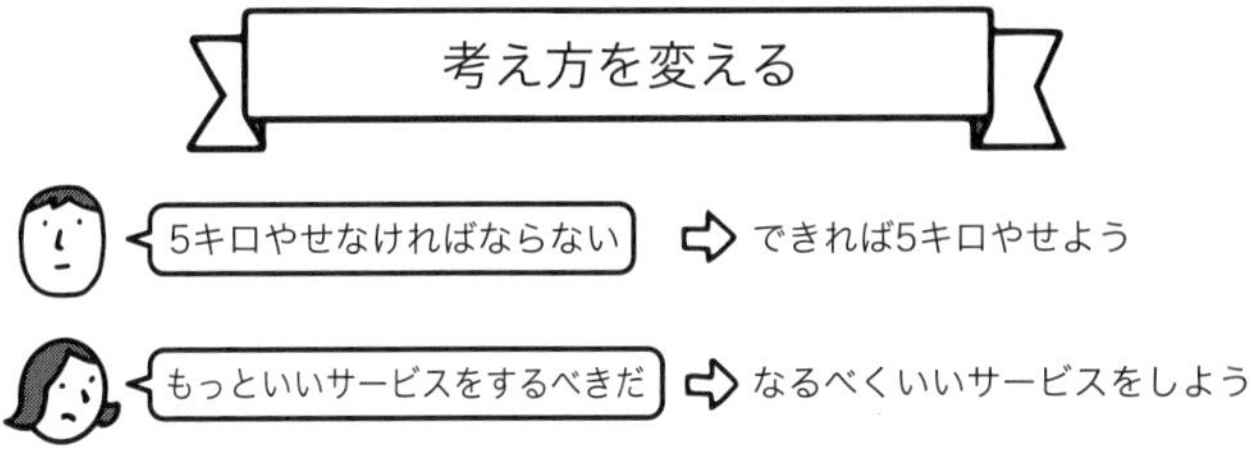
考え方を変える
5キロやせなければならない
できれば5キロやせよう
もっといいサービスをするべきだ
なるべくいいサービスをしよう

薬師寺の管長であった高田好胤《たかだこういん》さんは「かたよらない心、こだわらない心、とらわれない心。広く、広く、もっと広く。これ般若心経、空の心なり」という言葉を残しておられます。

「ねばならない」ことにとらわれている状態は、視野が狭くなっている状態です。したがって、それ以外のことは受け入れることができなくなっているので、ストレスが溜まりやすいのです。

狭くなった視野を広くするために、「ねばならない」「べき」を「できれば」「なるべく」などに置き換えてみましょう。

100点満点を目指すのではなく、70点、80点でもいいじゃないかと思考するのです。

このようにルールをゆるめることで、心にゆとりを持たせてあげることがとらわれからの解放（狭くなった視野を広くする）のコツです。

■減点方式ではなく加点方式でいこう

冒頭でも述べましたが、「ねばならない」人は欠点探しが得意です。欠点探しだけだと、そこに現れるのは問題点のみになります。ストレスが溜まりますね。欠点凝視は100点満点でなければならないところからの減点方式になり、ますますマイナスが気になってイライラします。

いいところ探しをして、ほんの少しの前進でもそこを認めてほめてあげましょう。自分にも他者に対しても。いいところ探しは美点凝視と言います。美点凝視は前進を積み重ねていく加点方式につながります。

貯金も減るより、貯まっていくほうがうれしいものです。心の貯金箱を豊かにするために、美点凝視を大切にしましょう。

完璧主義はやめなければいけないの？

いいえ、そんなことはありません。

責任感が強く、目標に向かって前進し続けようとすることは素晴らしいことです。

ですから、完璧主義をやめるというのではなく、「ねばならない」領域、「これくらいでいいだろう」領域、「まぁ、いいか」領域という風に仕分けしてみませんか。

手放すところは手放して、広く、広く、もっと広く、心を軽くしてあげましょう。

対策１

すべてを完璧にできなくてもＯＫを出す

2 「いいね」みんなに良く思われたい人

■人から認めてもらいたい

人は誰だって「人に良く思われたい」という気持ちがあると思います。

「俺は俺の道を行く。他人にどう思われようが関係ないさ」と語る人もまた心の奥底には「そんな俺って、カッコイイだろ？」という気持ちが隠れているものです。

しかし、**「人に良く思われたい」「人に評価してもらいたい」という気持ちが大きすぎると、自分を大きく見せようと見栄を張ったり、人の目に映る自分ばかりが気になったりしてしまうためストレスが溜まりやすい**のです。

Facebook、Twitter などのSNSは何のために活用されていますか？

情報発信、情報収集、人脈づくり、プロジェクト推進、ブランディング、癒やし、日記、備忘録、ストレス発散などさまざまな活用目的があると思います。どんな目的にしろ、投稿したほとんどの方がまずはじめにチェックするのは、「いいね」の数ではないでしょうか。私もそうです。

私の場合は、数が多いとうれしくてニヤッとしていますし、少ないとその投稿自体を削除してしまうこともあります（笑）。

人には他者から認められたい、自分を価値ある存在として認めて欲しいという承認欲求がありますから「いいね」の数が気になるのは普通のことです。

しかし、過度に気にしすぎると「いいね」の数を増やすために必要以上に自分を良く見せようと無理をしてしまうことがあります。

必要以上に時間やお金を使ってしまったり、ときにはウソをついてしまったりすることもあるかもしれませんね……事実のウソ、気持ちのウソ。

あるいは、「いいねが少ない……気に障るようなことを投稿してしまったかも」と慌てて投稿を編集機能で書き直す人、投稿自体を削除してしまう人もいると思います。

人によっては、こうしたことから後悔や自己嫌悪に陥ることもあるでしょう。

無理していることやウソが見抜かれているのではないだろうかと心配したり、「えっ、なんでこの投稿にひどいねマークがついてるの?」と押し間違いかもしれないマークのことで憂鬱な気分になったりと、常に他者の目が気になってしまうのです。

これでは、人に振り回されている状態なので、知らないうちに疲れてしまいます。

■人の目を気にしすぎることを手放すコツ

「すぎたるは及ばざるがごとし」とは、「やりすぎはほとんど何もやらないのと同じくらい良くないよ。ほどほどがちょうどいい」という教えです。

人の目をまったく気にしないというのは、場合によって他者に不快を与えているかもしれないので良くないのですが、人の目を気にしすぎていることもストレスが溜まりやすいので良くないですね。


人の目を気にしすぎることを手放すコツは、他者に感謝したり、他者に「いいね」したりすることです。

対策２

まずは相手を敬う

「俺が」「私が」の「が」（我）を捨てて、相手を受け止めてみるのです。

あなたの思いやりは、相手との人間関係を良くしてくれます。そうした関係性から、無理しなくても自然とあなたに「いいね」がつくはずです。

そして、がんばっている自分に対して誰かからの「いいね」を待つのではなく、自分で自分に「いいね」を押してあげましょう。あなたの一番の応援団は、あなた自身ですから。

3

「不安思考」心配しすぎる人

■最悪の未来を想像してしまう

勤めていた会社の業績がとても悪くなったことがありました。上司や先輩と一緒にランチに行くと「かなりマズいらしいぞ」とランチの味ではなく会社の状況を私に言ってくるのです。当時、私は転職して間もなく、さらに結婚したばかりで妻に心配をかけたくないという想いもあり、不安になりました。

夏のボーナスは出ないという噂が広がっていたのですが少しはもらえた頃、上司や先輩と一緒にランチに行くと、またまた「ホントはボーナス出せなかったけど、社長が少しでも出せと言ってかき集めたそうだ。いよいよホントにマズいぞ、これは」とランチは美味しそうに食べながら、会社の危機的な状況を私に言ってくるのです。上司や先輩は、不満や不安を吐き出すことがストレス解消になっていたのでしょうね。

ただ、こんな話題に触れてばかりいると、ランチもホントにマズくなってきます。

こうしたことの積み重ねにより、私の中である考えが大きくなっていきました。「この会社はもう終わりなんだ」「これからどうしたらいいのだろうか」と。

まだ起こっていない最悪のケースを勝手に考えてしまい、不安になってしまったのです。

社員の一人として会社のために貢献しなければという責任感はそこにはなく、会社の財務状況や会

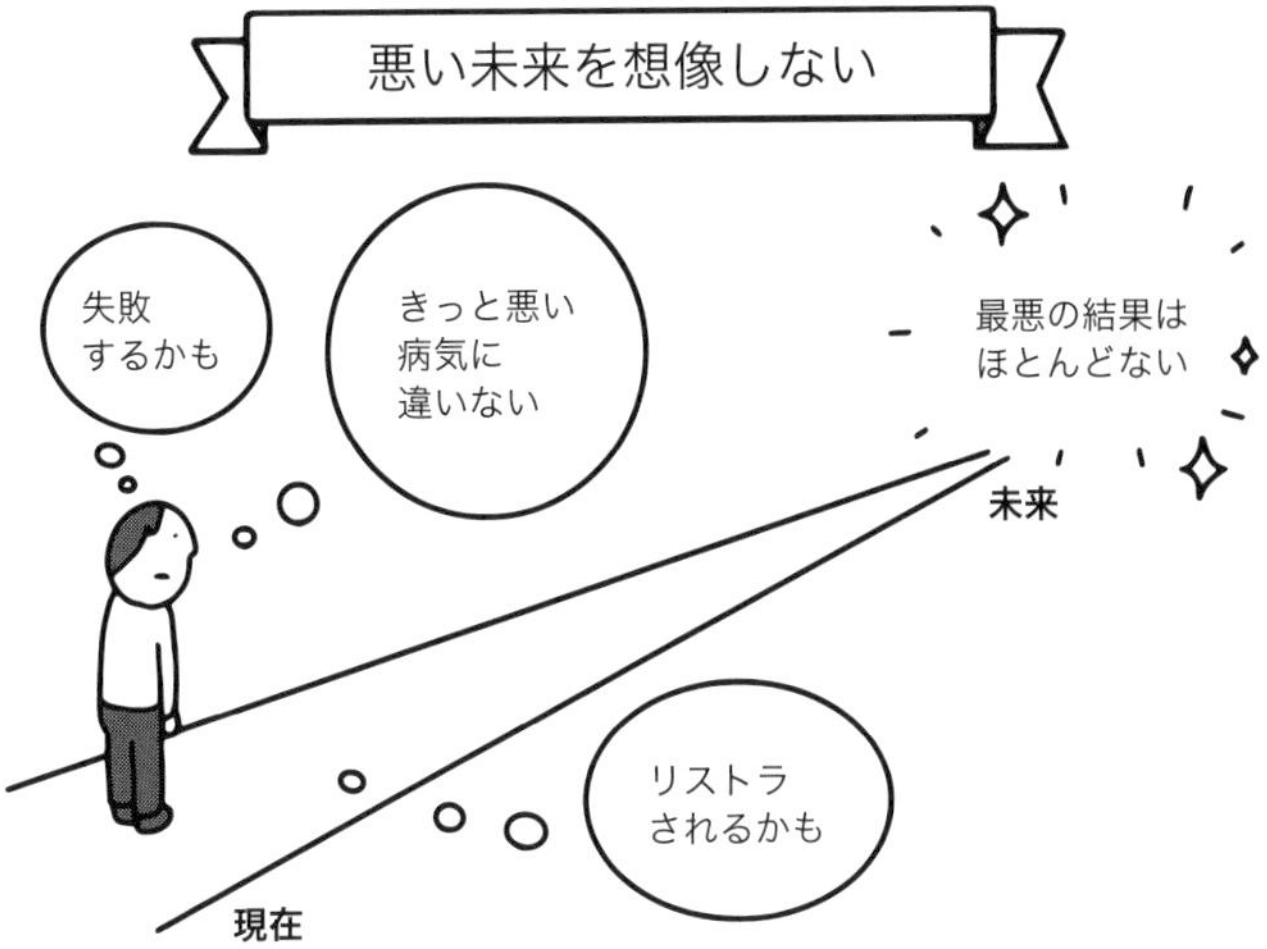
悪い未来を想像しない
失敗
するかも
きっと悪い
病気に
違いない
最悪の結果は
ほとんどない
未来
リストラ
されるかも
現在

社がどういう方向を目指しているのかも正確にわかっていないのに勝手に心配事を大きくしていたのです。

このように自分の心が勝手に不安を生み出し、ストレスを溜めてしまうことがあります。

未来の心配事を勝手に大きくしているのです。

ちなみにその会社は今、東証一部に上場して大躍進しています。

■不安を手放すコツ

パニック障害で苦しんでいた頃、「また、あの苦しい発作が起きたらどうしよう……」と、まだ何も起こっていないのに発作で苦しむ自分を勝手に想像してしまうことがありました。

その結果としてドキドキするスイッチをオンにしてしまい、息苦しくなったり、発作が再発したりしていたことをよく覚えています。ダークサイドな「願いは叶う」ですね。

このようなときに私は「今、ここ」に集中することで、まだ起こっていない未来への不安を手放すようにしていました。

例えば、私は快速電車などの逃げられない空間でパニック発作を起こしてしまう傾向があったので、乗車中は夢中になれる漫画を読んだり、車窓から見える赤いものがいくつあるか数えたり、妻とメールのやり取りを盛んにしたりしていました。意識を発作という不安以外のものに集中させることで、不安を手放していたのです。

「今、ここ」に集中することで、未来の不安から解放されます。これは禅の教えである「前後裁断」です。過去や未来にとらわれず、この瞬間を生きるという意味です。

不安な自分はダメなのか?

いいえ、そんなことはありません。

不安は自分や大切な人を守るためのものです。慎重な行動、最悪のケースにならないための準備、道を拓く未来計画のエネルギーにつながります。

しかし、不安がすぎるとその溜まったストレスから心身のバランスを乱してしまい、行動、準備、計画に支障をきたしてしまうかもしれません。

対策3 「前後裁断」今に集中する

不安がすぎると感じたら、「あぁ、今、不安なんだね」と自分を否定するのではなく優しく受け止めましょう。そして、「今、ここ」でできることに集中して、不安を手放してください。集中できるものがないときは「呼吸」（5章で紹介）に意識を向けます。呼吸の数を数えたり、吐く息に意識を向けてあげてください。

4 「どうせ」自虐的な人

■学習性無力感

「私にはどうせ無理だよ」
「どうせまたダメだろう」
「どうせ」思考の人は、物事を悲観的に捉えてしまうため、自分を否定し責めてしまい、ストレスが溜まりやすくなります。するとやる気が出ないので、ミスや遅れなどの失敗につながります。

その結果、さらに自分へのダメ出しばかりになるという負のスパイラルに陥ります。

長い時間の中で「うまくいかない」「失敗ばかりする」「人間関係が良くならない」などの不快を経験し続けると、人はその不快から逃れようとする気持ちもわかず、努力もしなくなります。このことをポジティブ心理学のセリグマン教授は「学習性無力感」と名づけました。


「無理だった」

「またダメだ」

ということを経験すればするほど、「自分は無力な存在である」と学習してしまい、

「私にはどうせ無理だよ」

「どうせまたダメだろう」

とマイナス思考に陥るのです。


人はマイナス面の感情を強く記憶する習性があるそうです。

私もこれまで生きてきた51年間の中で「悔しい」「恥ずかしい」「逃げ出したかった」「不快だった」記憶を突然思い出すことがあります。もう何十年も前のことなのに、思わず「くぅ～」と枕に顔をうずめてみたり、「くそっ！　むかつく！」と口にしてしまうのです。

一方で、うれしかったときのことは意識して引っ張り出さないとなかなか思い出せ

ないのです。不思議ですね。あなたにも似たようなこと、ありませんか？

長い時間の中、負の感情を経験すると、「どうせ」思考である学習性無力感に陥るのもわかるような気がします。

■小さなありがとうを大切に

「私たちは微力だが、無力ではない」

地雷問題や子ども兵などの課題を通して、「すべての生命が安心して生活できる社会（世界平和）の実現」に取り組む、認定ＮＰＯ法人テラ・ルネッサンスの創設者・鬼丸昌也さんの言葉です。この言葉に、私は何度も勇気づけられました。

この考え方は「どうせ」思考からの脱出につながります。

大切なのは、**微力な部分にフォーカスすることです。自分のアクションから生まれた、相手の小さな笑顔、ありがとうの一言を集めましょう。**

電車で座席を譲って「ありがとう」と言われたこと、職場で落ちていたゴミを拾ってゴミ箱に捨てたこと（誰かが見ています、きっと）、会議後のホワイトボードをきれいに掃除したこと（誰かが気づいています、必ず）、どんな小さなことでもいいのです。周りの人のお役に立てたと感じることを集めましょう。微力の証です。

ポイントは「ありがとう」と言われる行動です。どんな小さな行いでもいいのです、誰かのお役に立つことで「ありがとう」という言葉が返ってくることで無力感ではなく自己肯定感（自分の存在意義を肯定できる感情）が高まっていきます。

小さな「ありがとう」を集めましょう。
あなたと相手の笑顔のために。

対策4

小さなありがとうを集める

5

「失敗が怖い」ダメな奴と思われたくない人

■失敗が怖い本当の理由

人には誰しも承認欲求がありますので、周りの人から「あいつはダメな奴だ」「できない奴だ」と思われたくないものです。

私も6歳の娘とお風呂に入ってシャンプーしているときに「パパって、どうしてそんなに下手なのっ！」と娘にダメ出しされるだけでもちょっと心が凹みます（泣）。

スマホを持つ子どもたちは年々増えていて、子どもたち同士のコミュニケーションのツールとしてSNSは珍しいものではなくなりました。

このコミュニケーションの中では、良好な人間関係がとても大切になってきます。なぜならば、その関係性が崩れて悪化してしまうと、イジメにつながることがあるからです。仲間外れなどが一瞬にして拡散される怖さが、このコミュニケーションツールにはあります。

関係性が崩れる大きな原因のひとつが「失敗すること」です。

失敗の事実を指摘されることで、自分の立場がその関係性の中で低くなってしまうことがあるのです。

もし仮に「あいつはダメな奴」というレッテルを貼られてしまったら、自分の居場所（心理的に安全な場所）を失う子もいるのではないでしょうか。

子どもたちは、イジメの対象になりたくないことにとても敏感なのです。

これは大人の世界でも同じですね。人間関係の中で自分の居場所（心理的に安全な場所）を失うことは誰だって怖いですよね。

しかしそのことで、他者の目や評価に敏感になりすぎている人は、ストレスが溜まりやすい状態になっています。

リーダー研修などで若手や新人に対して「もっと積極性が欲しい」「やる気が感じ

られない」『わからないことは質問してきて欲しい」などの意見を聞くことがあります。
そう思われてしまう若手や新人の中には、やる気がないわけではなく、質問したくないわけでもないという人もいます。「失敗が怖い」「こんなこともわからないのかと思われたくない」「ダメな奴とレッテルを貼られてしまうと自分の居場所を失うかもしれない」と上司の目や評価を気にしすぎることで、積極的な行動につながらない人です。

でも、**失敗を恐れた消極的な行動よりも積極的な行動のほうが、失敗する可能性があっても評価されるものです。**リーダー研修での若手や新人に求める声からも、それがわかります。チャレンジに対する評価は承認欲求を満たすものです。

そして、失敗することで人は成長します。学習機会がそこにあるからです。成長は評価されるものです。

一方で失敗を怖がってチャレンジしなければ、学習と成長の機会がないために、評価の機会もなくしてしまいます。

このことを「失敗が怖い」タイプの人に気づいて欲しいと思います。

■心理的安全性

企業研修の場で参加者の発言にダメ出しすることはありません。必ず「それ、いいね」「なるほど」「そういう受け止め方もありますね」と承認します。さらには発言者に感謝して他の参加者に拍手をしていただきます。

そのような空気の中では、参加者もどんどん発言するようになります。「安心して楽しく参加できた」という声がとても多いのです。

中学校の講演でも同じスタイルでコミュニケーションしていたら、体育館の一番後ろに先生と一緒に座っていた生徒さんが「はい！」と挙手して発言してくれました。みんなが一斉に後ろを向いたので、講演後に先生に聞いてみると不登校することもある引きこもりがちな生徒さんだったのです。

安心は心の扉を開きます。

私がダメ出しを連発していたら「他の参加者にダメな奴と思われたくない」心理が

働いて、発言などの積極性が失われます。そうした空気は周りに伝播しやすく、ほとんどの人に萎縮を生み出し、心の扉が閉まってしまうでしょう。

親や上司は、子や部下が安心して積極的にチャレンジできる場づくり、空気づくりに意識を向けてみましょう。

対策５

失敗は成長の元と考える

6

「イエスマン」自己主張しない人

■自己主張しない本当の理由

人に合わせることができる人は、気遣いができる人、空気が読める人、心の優しい人です。

ただ、気を使いすぎて、空気を読みすぎて、優しすぎて、納得できないことに対して「私はこう思います」と自己主張ができずに自分の本心を押し込めているならば、ストレスが溜まってしまいますね。

本意ではないのについつい人に合わせてしまう人の心の奥底には、「相手に悪く思われたくない」という心理があります。

これはとてもよくわかります。私もこういうところがあります。だからでしょうか、よく「優しい人ですね」と言われます。

私は自分の中に「人に冷たいところがある」「自分さえ良ければいい」という側面がときどき顔を出してくることを自覚しています。それなのに「優しい人ですね」と言われるのは、「相手に悪く思われたくない」という心理が言動に現れているからかもしれません。

でも、私は自己主張しないかと言えば、そうではありません。なぜならば、相手がどう思うかは相手次第であり、自分がコントロールできるものではないことも知っているからです。

■相手を傷つけずに自己主張する方法

企業研修の場で参加者が、場の空気を凍結させてしまうような同僚への攻撃的発言をされたことがありました。

前項で私は研修の場での参加者の発言は承認すると書きましたが、こうしたときも同じ姿勢です。「なるほど、そのようなことがあってお困りなのですね」と。しかし、そのあとにこう続けました。「お気持ちはわかります。ただ、今のような言い方をされたら、私があなたの同僚だったらとても悲しい気持ちになります」。このようにして、自分の気持ちを伝えました。

そして、研修の場なので「こうした場合、どのような言い方をすれば双方にとっていいのか、皆さんで一緒に考える時間にしましょうか」という提案をして、学習の機会に転じました。


相手を攻撃するような自己主張（アグレッシブ・コミュニケーションと呼びます）は人間関係トラブルの原因、相手のストレスの原因となります。

一方で、自己主張しない場合（ノンアサーティブ・コミュニケーションと呼びます）は、相手の要望が嫌なのに断れなかったり、あいまいな表現で相手に誤解を与えてしまうこともあります。

相手を傷つけずに自己主張できるといいですね。これを**アサーティブ・コミュニケーション**と呼びます。

ここでは、アサーティブ・コミュニケーションのひとつである**DESC法**を紹介します。

DESC法はD→E→S→Cの順番で伝えていく方法です。DESCは次の4つの単語の頭文字から取っています。

D（Describe）描写する
E（Express）表現する
S（Specify）提案する
C（Choose）選択する

ここでは、「今日の16時までにこの資料を仕上げて欲しい」と、仕事量が目一杯なのに上司から仕事依頼がきたケースで考えてみましょう。


「はぁ？　無理です。私の状況、見ててわかりませんか？　他の人に頼んでくださいよ」

これはアグレッシブ・コミュニケーションで、上司もカチンとくるでしょうね。

「えっ……はい……わかりました……」

これはノンアサーティブ・コミュニケーションでストレスを溜め込むだけでなく、

他の仕事にも支障をきたしてしまいますね。
それでは、ＤＥＳＣ法ではどうなるでしょうか。

【Ｄ：事実を客観的に描写して伝える】

「16時までに仕上げないといけない資料があるのですね」
「実は私も今、急ぎの仕事を抱えています」

【Ｅ：相手の気持ちも尊重しながら、自分の気持ちを伝える】

「急ぎの仕事ということで、お手伝いしたいのですが、今はそのような時間が取れないので、どうすればいいか困りました」

【Ｓ：相手に望むことを丁寧に提案する】

「今、私が抱えている仕事が今日中ではなく、明日でよければ対応できますが？」

【Ｃ：選択肢や代替案を示す】

対策6

相手を怒らせない・傷つけない方法で主張をする

「あるいは、他に対応できる人を一緒に探しましょうか？」

これならばどちらも傷つかないだけでなく、仕事もはかどる建設的なコミュニケーションですね。

相手を傷つけずに自己主張し、かつ建設的なコミュニケーションであるＤＥＳＣ法はおすすめです。

DESC法

D この商品の青色が欲しいのですね。

E 青色のものをご用意したいのですが、
製造していないのです。
本当はご用意できればいいのですが。

S これより少し大きいサイズならございます。

C お気に召さなければ、似たような商品を
ご紹介いたします。

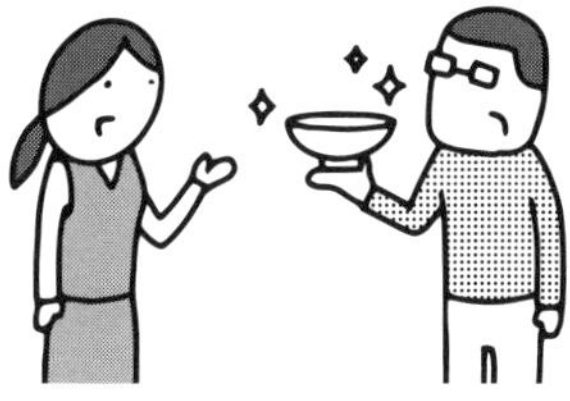

7 「いつかきっと」青い鳥を求める人

■幸せを追い求めすぎない

メーテルリンクの『青い鳥』の中で、兄チルチルと妹ミチルは、夢の中で幸せの象徴である青い鳥を探すため時空を超えて旅をしますが、見つけることができません。お母さんの「起きなさい」の言葉で目を覚ますと、部屋にある鳥かごの中に青い羽根を見つけ、本当の幸せは身近なところにあることに気づきました。

「いつかきっと私は幸せになれる」と日常を振り返ることなく、理想を追い求めてしまう人がいます。

このように高望みしすぎて、結局は満足できるものに出会えず、常に理想を探し求め続けている人のことを「青い鳥症候群」と呼びます。

現状に満足できていない、つまり不足しているところばかりに目が行くので、ストレスが溜まりやすい状態です。

理想を求めて行動することは素晴らしいことですし、私もそうありたいと常に思っています。

ただ、**明確な目標がなければ、ＳＮＳなどで他の人の充実した（ように見える）生活に触れるあまり「隣の芝生が青い」の罠にはまってしまいます。**「あの人たちに比べて自分は……」と自己嫌悪に陥ることもあるのです。

■日常の当たり前に幸せを感じよう

チルチルもミチルもお母さんの「起きなさい」の言葉で目が覚めて、青い鳥症候群から解放されました。

人生においては、想定外の出来事が私たちの目を覚ましてくれることがあります。

私がこのことに気づいたのは阪神・淡路大震災でした。寝ている私の背中を突き上げるような地震で多くの方が亡くなりました。人生ではじめて命の儚さを実感しました。水道は1ヶ月以上も復旧しませんでした。水のありがたみを知りました。

32歳でパニック障害を発症しました。今まで経験したことのない身体の不調から「私はこのまま死ぬのかもしれない」という恐怖にとらわれました。それまでは大きな病気をしたことがなく、健康が当たり前でした。健康のありがたみも感じました。

新型コロナウイルスや自粛生活を通して、自分の幸せ、笑顔、心の安定には何が必要だったのだろうかということに気づかれた方も多いのではないでしょうか。幸せはどこか遠くにあるものではなく、当たり前のように過ごしていた日常の中にたくさんあったことに気がつかれたのではないでしょうか。

本当の幸せとは何かを考えてみることは、コロナ禍に振り回されるだけでなく、コロナ禍を利用することができる人類のたくましさではないかと思います。青い鳥を探す旅にも出られない不自由な状態だからこそ、気づくこともあるのです。

日常の当たり前のことを「ありがたいこと」として受け止めてみると、ひとつひととつが大切に思えます。

あなたの幸せにとって本当に大切な人、大切なことって何ですか？
あなたの心の安定のためになくてはならない人は誰ですか？
あなたに笑顔や温もりを与えてくれる人は誰ですか？

大切なことを大切に過ごしていきたいですね。
あなたと大切な人の笑顔のために。

対策７

身の回りから幸せを見つける

8

「あいつが悪い」他者や環境のせいにする人

■原因が自分にもあるとしたらそれは何だろうかと自問してみる

自分の置かれた状況に満足がいっていないと、その原因を人や環境のせいにしてしまうことは、世の中のほとんどの人が大なり小なりあるのではないでしょうか。私ももちろんそうです。

ただ、**他者や環境のせいにばかりしていると、他者や環境はコントロールできないことが多いので、余計にイライラが重なりストレスが溜まっていきます。**

また、自分は悪くないと主張するあまり、相手を不快にさせるような言い訳をしたり、責任を別の人に転嫁したりしてしまうこともあります。

これでは、人間関係や仕事上のトラブルなどが生じて、自分自身だけでなく他者にもストレスを与えてしまいます。

職場で心のエネルギーが下がる人間関係があった場合、「あいつが悪い」「組織のこういうところが悪い」となるのは人情です。しかし、その「あいつ」も、「組織のこういうところ」も自分ではコントロールできないことが多いですね。

少し立ち止まって、その原因が自分にもあるとしたらそれは何だろうか、と自問してみてください。自分自身はコントロールできます。したがって、改善の出発点はまず自分からはじめることです。

人間関係の改善は、まず自分から。一人一人がこうしたアプローチで臨むことが、本質的な改善につながります。

新型コロナウイルスで外出自粛となり、夫婦がコミュニケーションする時間が増加したことに伴ってコロナ離婚なんて言葉も登場しました。想定外の状況の中で誰もが不安になり、お互いが傷つけ合ってしまう……本当は不安だからこそ、パートナー同士は支え合うべきなのに……そのことはわかっているはずです。

このようなときは、喧嘩になっている原因が相手ではなく自分にもあるとしたらそれは何だろうか、と自問してください。そして、その気づきを夫婦でシェアしてください。

不安な気持ち、相手に望むことをお互いが本音で語り合い、不安に押しつぶされないように手を取り合うことで、夫婦の絆がより深まるはずです。

「あなたが悪い」という一方通行ではなく、話し合う、聴き合う、励まし合う、ねぎらいの言葉をかけ合う、感謝し合うという「~し合う」双方向のコミュニケーションが大切です。

■「誰か」や「何か」のせいにしている間に前に進もう

私は仕事柄、鉄道、飛行機、高速バス、タクシーなどを利用することがとても多いのです。1~2時間に1本のローカル線の旅も珍しくありません。離島への船旅も何度もあります。

目的地へ私を運んでくれる鉄道にトラブルがあって移動スケジュールに大幅な乱れが生じそうなとき、真っ先に私は「ウソやろ!? 何やってんねん○○」と乗車している鉄道会社の名前を○○に入れて眉間にしわを寄せて小声でつぶやいています。○○さんにトラブルの原因がなかったとしても、○○さんのせいにしている私がそこにいます（汗）。

　でも、そうした感情は一瞬で鎮めます。

　どのように鎮めるかというと「目的地へ向かう別のプラン」を探し出し、即行動するのです。鉄道がダメなら、タクシーを探す、バスを探す、レンタカーを探す、目的地で待ってくれてい

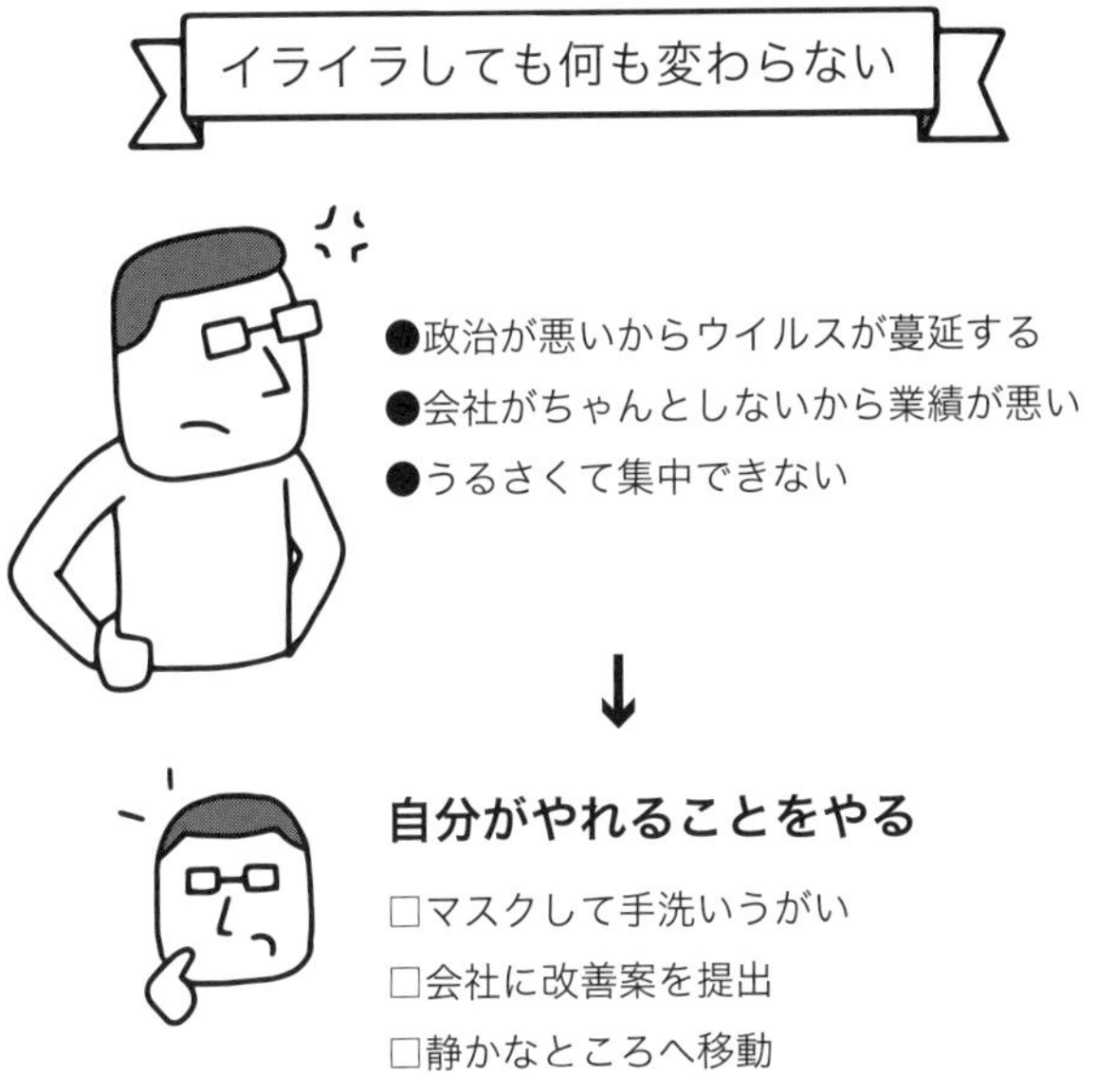
イライラしても何も変わらない
●政治が悪いからウイルスが蔓延する
●会社がちゃんとしないから業績が悪い
●うるさくて集中できない
自分がやれることをやる
□マスクして手洗いうがい
□会社に改善案を提出
□静かなところへ移動

る方に連絡して迎えにきてもらうことや、講演主催者などに他にいい案がないかアドバイスを求める等々。

鉄道の駅職員に運行状況を確認するのはいいのですが、「どうしてくれるんだ！」と大声で詰め寄っている方を目撃することがあります。そんな時間があるなら別のプランを発動させて動けばいいのです。大切なことは目的地に着くことなのですから。

コントロールできないことに時間を費やしていても一歩も前に進まない。

プランAがダメなら、プランBでいきましょう。

対策８

コントロールできることにフォーカスして一歩前に進む

9 「ゼロイチ」心の柔軟性がない人

■ゼロイチ思考

「プランAがダメなら、プランBでいこう」と前項で書きました。前進するための大切な考え方です。

しかし、プランAに固執したまま、前進が止まってしまう人もいます。前進が止まることで焦りや不安が生じ、ストレスは溜まっていきます。

なぜ、ひとつのことに固執してしまうのか。これは「ゼロイチ思考」が大きく関係しています。

堀江貴文さんが著書『本音で生きる 一秒も後悔しない強い生き方』（SB新書）の中で、ゼロイチ思考を次のようにわかりやすく説明してくれています。

『物事を「あり」or「なし」、「勝つ」or「負ける」のように、両極端にしか見られない。

（中略）世界は、そんな「どちらかを選べ」みたいなものではまったくない。（中略）そんな思い込みにとらわれないほうがいい』

物事に対してプランAしかないととらわれていると、それがうまくいかなくなったときに身動きが取れなくなってしまいます。プランB、プランCと選択肢を持つことが大切です。

はじめてのデートを思い出してください。おそらく、いろんなシーンを想定して、そのシーンに対するさまざまな対応を考えていたはずです。このとき、あなたの心はとても柔軟です。簡単に心が折れないように自己防衛機能が働いて、さまざまな対応を取れるようにしていたのです。

一方で、初デートを失敗しないためにマニュアル本の通りに行動していたら、そこに書かれていない状況になって困ってしまった方はいませんか？　これはまさに、その本に書かれていたプランこそがすべてだととらわれていたからです。

プランAがダメなら、プランBでいけばいいのです。これは上手な心の守り方です。

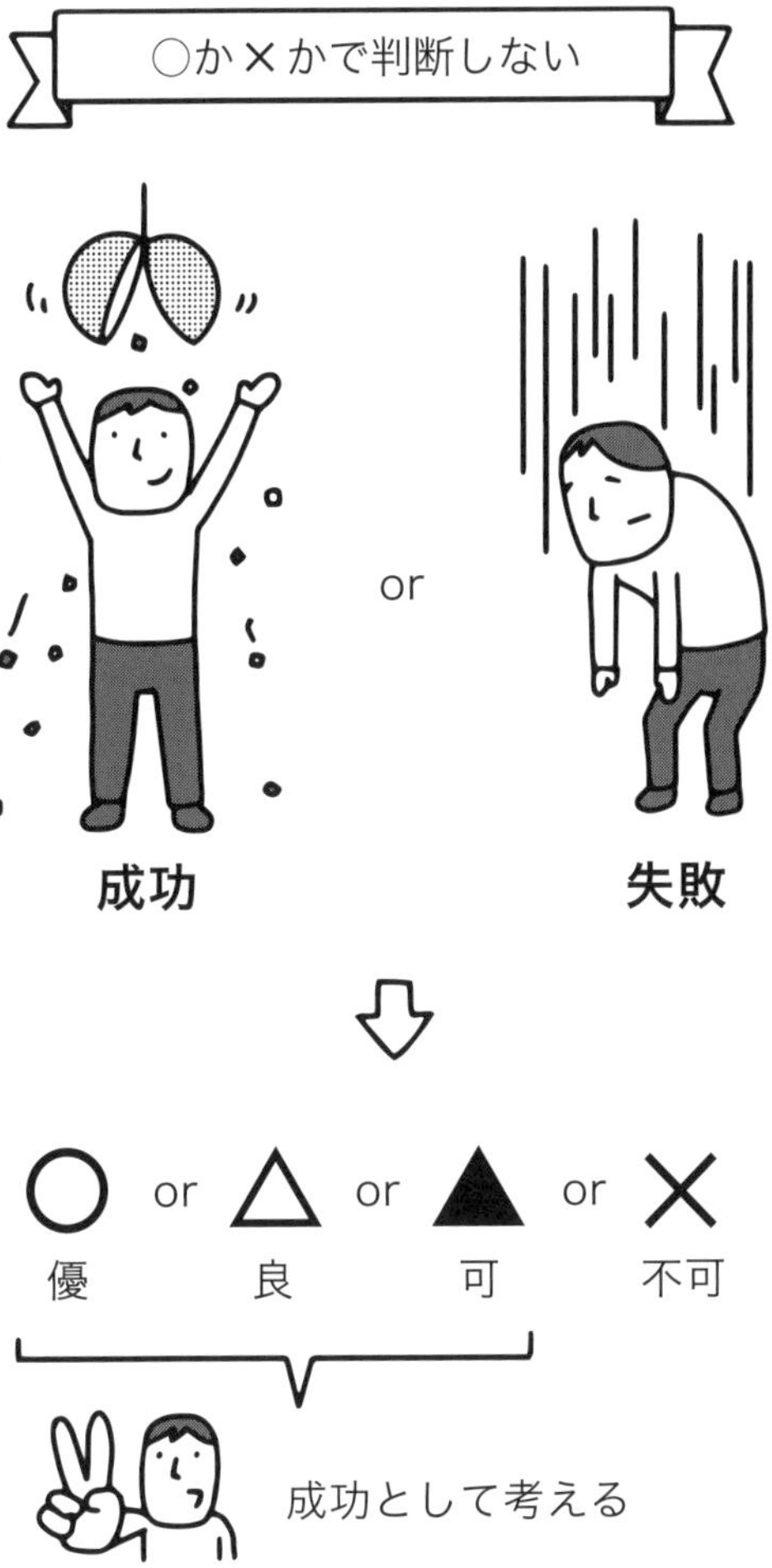
○か×かで判断しない
成功
or
失敗
○
or
△
or
▲
or
×
優
良
可
不可
成功として考える

■ゼロイチ思考からの解放

ゼロイチ思考のために身動きがとれなくなっている人は、思考停止状態になっています。固まった心が、別の選択肢の受け入れを拒絶しているのです。

新渡戸稲造さんは怠惰な心が起きたとき、怠惰を意識化して、勤勉スイッチを入れるために「ここだな」と心に言葉がけをしていたそうです。このようにマインドセット（自分の思考回路の癖）に働きかける自分自身への言い聞かせは、思考停止の解除に役立ちます。

アンコンシャスバイアス研究所代表理事の守屋智敬さんと私は大学のゼミが同じで、青春時代に神戸の街で夢を語り合った長年の友人です。

アンコンシャス・バイアスとは「このやり方でなければうまくいかない」「こんなこと言わなくてもわかるだろう」「体育会系出身だからメンタルは強いはずだ」などの無意識の思い込みのこと。

こうした思い込みは誰にでもあることで、それ自体が悪いわけではないのですが、それが原因で人間関係が悪くなったり、人や組織の成長を阻害していることがありますす。ですから、まずは**自分の中のアンコンシャス・バイアスに気づきましょう**と、彼は研修や書籍を通して発信しています。

「これって、私のアンコンシャス・バイアス？」

彼はこのような合言葉を多くの方に紹介しています。

ゼロイチ思考からの解放もまた同じような合言葉、自分への言い聞かせが有効です。

「これって、私のゼロイチかも？」

このように自分に問いかけ、気づくことが修正への第一歩なのです。

対策9

いくつかの選択肢を持つ

10

「深読み」人の心を覗きすぎる人

■相手に確認を取る

深読みとは、相手の言動の裏には何かあるのではないかと考えすぎてしまうことです。これは想像力が豊かという長所でもありますが、ネガティブに捉えすぎる傾向があるとストレスが溜まりやすくなります。

職場でAさんが挨拶するといつも「おつかれさま」と声をかけてくれるB先輩が、今日は挨拶したのに何にも言わずに僕の横を早足で通りすぎていった……。

「えっ！ いつもねぎらいの言葉をかけてくれるのに今日はなかった……」

「何か、気に障ることしたのか？」

「もしかして、嫌われたのか？」

「昨日の仕事で僕がミスをしたからか？ え？ どういうこと？」

Ａさんはとても混乱してしまいました。連鎖的にネガティブな方向へ、自分で勝手に導いてしまったのです。

優しい先輩のいつもと違った行動に振り回されて、ストレスが溜まってしまいました。

Ｂ先輩は大至急の仕事のことで頭がいっぱいだったため、Ａさんの挨拶に気づかなかっただけなのに……。

Ａさんのようなタイプの人は、他者への気遣いができる人ですが、必要以上に考えすぎて、ときどきこのように悩んでしまいます。

一人であれやこれやと想像を巡らせてストレスが溜まっていくくらいならば、相手に確認すればいいですよね。

「いつも元気をいただけるおつかれさまの言葉を、昨日ご挨拶させていただいたときにはいただけなくて……何かございました？」と。

考えすぎだったと気づくことで、モヤモヤは一気に解消されます。

家族や友人に対してモヤモヤを感じたときに「それ、どういう意味？」と聞くことがあると思います。相手のことを知るためにもこうした確認は大切ですね。

結果的に考えすぎだったのなら安心しますし、そうではなく相手が何かこちらに伝えたいことがあったのであれば、それを明確にすることになるので、改善につながっていきますすね。

■チャンスを逃しているかもしれない

深読みして考えすぎることは、慎重であるという長所があります。一方で、慎重になりすぎてチャンスを失っていることもあります。

私は営業マン時代、お客様とのコミュニケーションの中で、相手の傾向を深読みして失敗したことがありました。

「今はセールスのタイミングではないな。後日セールスしたほうが、この方にはいいだろう」とわかったような気持ちになって、その時期がくるまでまったくコンタクトを取らずにいたのです。

私が勝手に設定した時期がきたときにセールスに伺ったのですが、もうすでに他の会社に仕事が渡っていました。
相手のことを考えすぎて慎重になりすぎた結果、チャンスを逃してしまった例です。

相手の心を覗き込んだところで、その心を正しくキャッチすることは難しいだけでなく、その心だって日々変化するものだということを理解する必要があります。

深読みしてわかったような気になるのではなく、しっかり向き合ってコミュニケーションすることが大切ですね。

対策10

相手の意思を確認する

第3章

「ストレスを溜めない」10の思考法

1

「I'm OK」これでいいのだ

■自分をほめる

アトランタオリンピックのマラソンで銅メダルに輝いた有森裕子さんが、レース後に涙ぐみながら語った言葉に感動したことをよく覚えています。

「自分で自分をほめてあげたい」

人生いろいろ。楽しいときばかりでなく、辛く悲しいときもあります。苛立ちから誰かを傷つけてしまう言葉を発することもあるかもしれません。それでも、他者を思いやれる優しさを見失いたくないですし、光を求めて前に進む気力も失いたくないですね。だからこそ、**少し立ち止まって、懸命に生きる自分をほめてあげて欲しいのです。**

今日こんなことをがんばった、今日はこんなことを学んだ、今日はAさんに喜んでもらえた、今日はBさんに感謝された……と「いいところ探し」をするのが「自分で自分をほめる」コツです。「欠点探し」ばかりだと、問題点だらけになってしまい、自分や相手を否定ばかりするようになってしまいます。

自分をほめてあげると自己肯定感が高まります。

そこで、「I'm OK」と言って自分を受け入れます。「I'm OK」は心の豊かさにつながるので「You're OK」と相手を尊重する態度にもつながります。

一方、自分を否定ばかりしていると自己肯定感が下がるので、「I'm not OK」と自分を受け止めてしまい、ストレスは溜まっていくばかりです。

さらに、「You're not OK」と相手を優しく受け入れることもできずに傷つけてしまうかもしれませんね。ストレスはますます溜まっていきます。

今日1日を振り返って、ほめてあげたい自分を3つあげてみてください。

「いいところ探し」の時間は大切です。がんばっている自分をほめてあげて「I'm OK」でいきましょう！

対策1
1日に3つのことで自分をほめる

■大切なのは一生懸命に咲いたかどうか

花屋さんで売られているバラは値段が高いからいい花で、道端に咲くタンポポは悪い花かと言えばそうではないですね。大切なことは、バラはバラとして、タンポポはタンポポとして一生懸命に咲いたかどうかではないでしょうか。

私たちも同じですね。**自分という命の花を一生懸命に咲かせましょう。**

そして、人生のラストシーンはハッピーエンドでありたいですね。そのためにも日常においても、自己否定ではなく、自己肯定感を高めていきたいものです。

だからバカボンのパパの口ぐせは名言中の名言なのです。

「これでいいのだ」

2 「アップデート」成長の糧

■「未見の我」と出会う

「人は壁に向かい、あれこれ試すうちに人間的に成長し、振り返ってみれば、いつの間にか壁を越えていたという体験をくりかえしていく存在です」

これは私が尊敬してやまない京都芸術大学副学長・本間正人先生の著書『壁？』（サンクチュアリ出版）に登場する一文です。

人は誰しも人生の壁にぶつかります。本間先生のこの教えに、私はどれだけ勇気をいただいたことでしょう。

壁はストレスの原因となりますが、その壁を乗り越えていく過程で私たちは成長しています。

うまく乗り越えられなかったとしても、チャレンジすることで何かを掴んでいるはずです。これが学びです。

その学びを活かして、またチャレンジしていく。これが、壁を乗り越える方法です。

そして、成長すればするほど、新たに現れる壁を乗り越えるマインドやスキルが鍛えられて、以前よりも軽やかに越えていけるようになるでしょう。

壁を「成長の糧」と受け止めることは、ストレスを溜めないための大切な考え方です。

成長しているということは、「できなかったことができるようになっている自分と出会う」「自信がなかったことに自信が持てるようになっている自分と出会う」ということです。

つまり、まだ見たことがなかった自分と出会うということです。

まだ見ぬ自分を「未見《みけん》の我《われ》」と言います。

人生とは、たくさんの「未見の我」と出会う旅と言ってもいいかもしれませんね。

そしてこの「未見の我」こそが、アップデートした自分、つまり進化した自分でもあるのです。

二度とない人生の中で、まだ見たことのない自分と出会えるって素晴らしいと思いませんか？

■「未見の我」は壁の向こう側にいる

私たちには、自分が気づいていない可能性がたくさん眠っています。**壁を乗り越えていこうとチャレンジしていく過程で、その可能性が開花します。**

私は最初から講演や研修の講師を志していたわけではありません。自分自身がパニック障害を経験したことで、社会には同じような苦しみを抱えながら働いている方が多くいることを知り、働く方々の心の健康のために少しでもお役に立てればという想いで講師活動をスタートしました。

もちろん、不特定多数の前で長時間にわたってお話しさせていただく経験など一度もありませんでした。

　そこで、自分の部屋でホワイトボードを背に、姿見の前でカラオケ用マイクを片手に90分話すトレーニングを２００〜３００回はしたでしょうか。途中でうまくいかないと悩んだり、私にできるのだろうかと不安を抱くこともありましたが、試行錯誤しながらトレーニングを続けました。

　はじめての講演会ではいい意味での緊張はありましたが、頭が真っ白になったり、手が震えたりするようなこともなく、堂々と講演することができました。

　何度も何度も壁にぶつかりながらもトレーニングし続けたことが、初講演とい

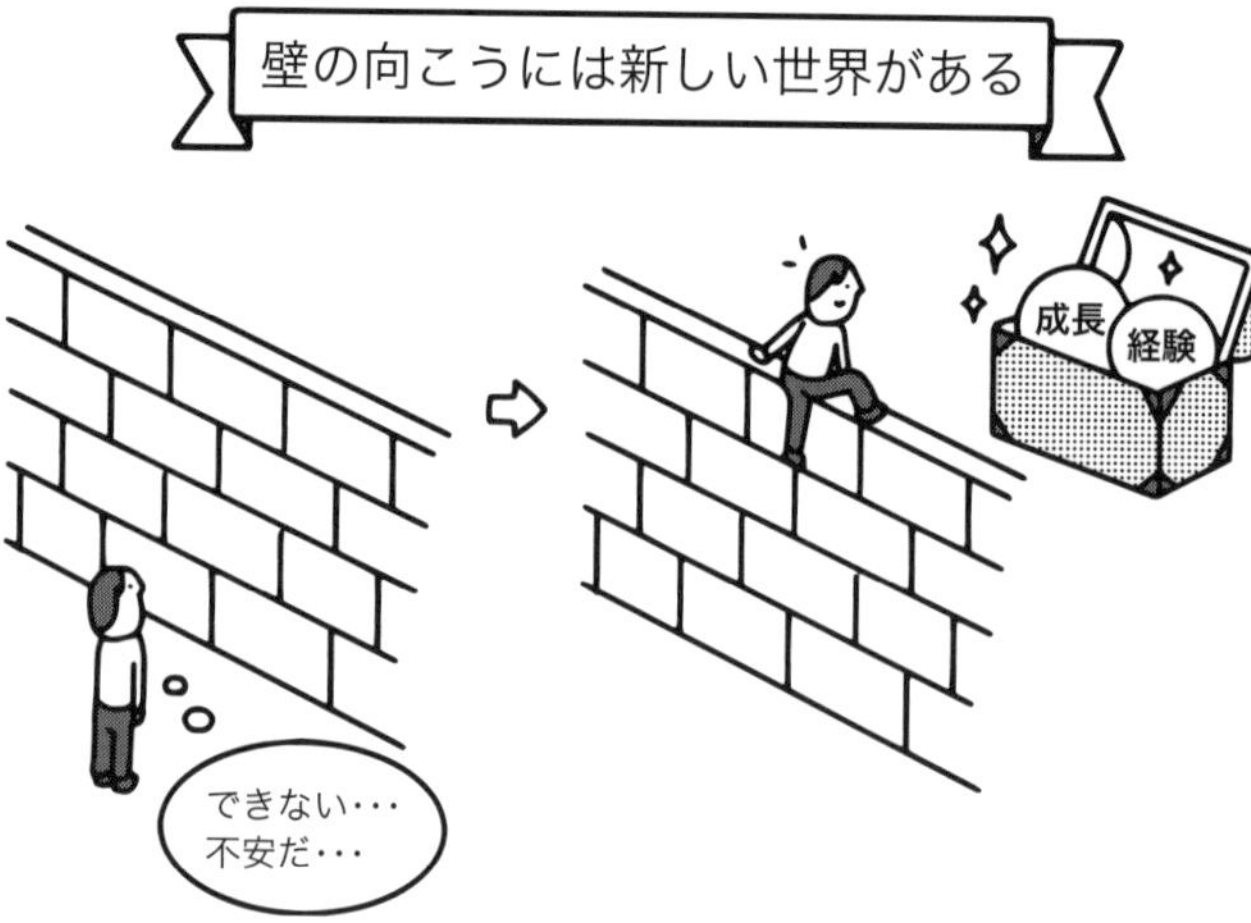
壁の向こうには新しい世界がある
できない･･･
不安だ･･･
成長
経験

う大きな壁を越えさせてくれたのです。私自身の「未見の我」と出会った瞬間でした。

これは個人だけでなく、組織でも同じことが言えます。

例えば「前例がないから」と壁にチャレンジしない理由を探すのではなく、前例がないからこそ「前例をつくろう」と壁にチャレンジしていく中で、組織も成長していくのです。

変わろうとするからこそ化けるのです。これが「変化」の道理です。

対策２

困難は成長するために有効なものと考える

あなたは目の前の壁をどのように受け止めていますか？

あなたはその壁を乗り越えるために、手はじめに何から取り組んでみますか？

3

「手放す」昨日まではリハーサル

■逆境のときに心のエネルギーが下がるのは当たり前

「ここからが……本当の戦いだ」

漫画『キングダム』(原泰久著 集英社)の中に出てくる言葉です。逆境に追い込まれた秦《しん》の軍勢。皆が右往左往する中で武将・蒙恬《もうてん》は冷静に戦況を見定めて「ここからが……本当の戦いだ」と檄を飛ばし、秦軍を好転へと導きます。

逆境にあると心のエネルギーは下がります。

あなただけではなく、私も、誰もがそうだと思います。

私たちは下を向くことがありますが、顔を上げないと状況を把握できません。状況を把握できないと、次の有効な行動につながりません。

だからこそ「昨日まではリハーサル！」「まだまだ、これからだ！」「今日から本番だ！」「ここからが……本当の戦いだ！」と、**これまでの苦しみや悲しみのとらわれを手放し、頭を上げ、目指す方向に動きだすのです。それが、ストレスを溜めないコツです。**

逆境の中で体験する苦しみや悲しみの感情を手放すことは難しい。でも、その苦しみや悲しみにとらわれすぎている心を手放すことはできます。

つまり、昨日までのことはなかったことにするというよりも、昨日までのことにとらわれすぎずに前進しようということです。

■とらわれすぎている状態を手放す３つの方法

とらわれすぎている状態を手放す３つの方法を紹介します。

ひとつ目は、2章で紹介した不安を手放すコツである**「今、ここ」に集中する**こと。

例えば、不安が襲ってきたなと感じたら「掃除に励む」「夢中になれるテレビ番組を観る」「漫画を読む」「呼吸に意識を向ける」など、意識を不安以外のものに集中させることで不安へのとらわれを手放します。

2つ目は、**目標に集中し、行動する**こと。

私は営業マンのとき、目標達成ができずに焦りと不安にとらわれていた時期がありました。そこで、私は数字ではなく成約の本数を目標にしました。小さな数字でも1本は1本。そのひとつひとつのつながりを大切にするようにすると、顧客が増え、紹介も増え、結果として目標数字も達成していました。

その頃の私の口ぐせは「実績は実績を引き寄せる」であり、1本1本に集中することで、焦りや不安から解放されている自分に気づきました。

ひとつ目の「今、ここ」への集中とも似ていますが、こちらは望ましい未来の実現に向けて集中することで、それまでの感情を手放すというものです。

とらわれを手放す方法

❶「今、ここ」に集中する

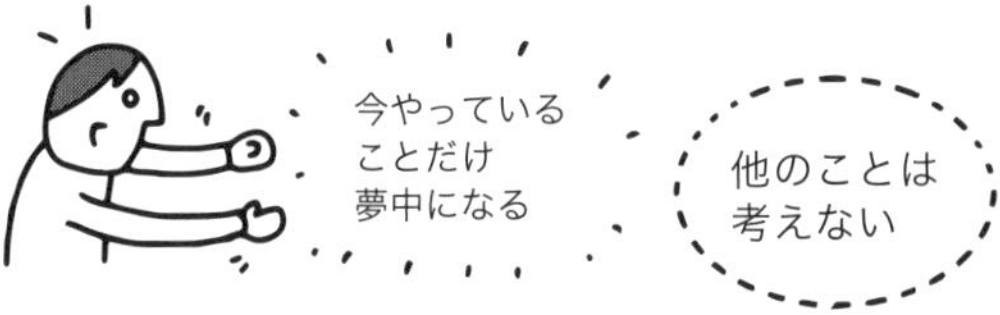
今やっている
ことだけ
夢中になる
他のことは
考えない

❷ 目標に集中し行動する

目標
成功した未来を想像
それに向かって集中

❸ ポジティブな自己暗示をかける

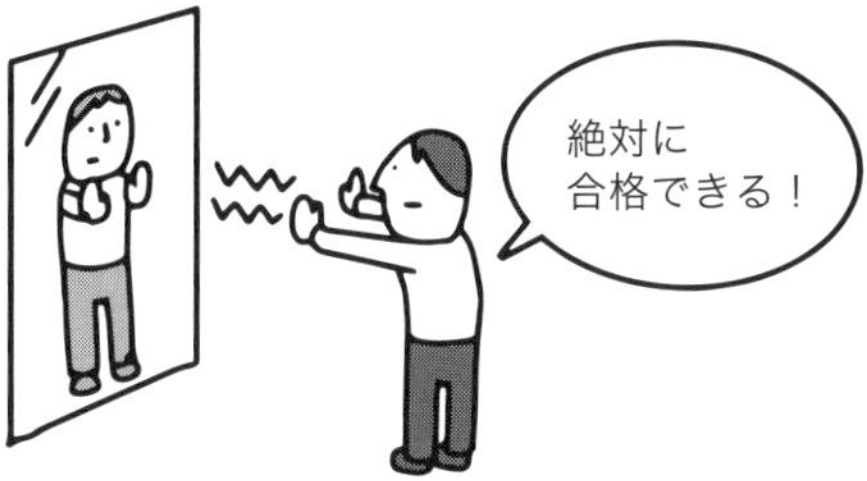
絶対に
合格できる！

3つ目は、**ポジティブな宣言をする**こと。

自らの潜在意識に働きかけ、これまでのネガティブな思い込みやとらわれを手放し、ポジティブな願いを叶えるべく働きかけることを「アファーメーション」と呼びます。

例えば、受験勉強のときに「○○大学、必ず合格するぞ！」「やればできる！」などを言葉にしたり、書いた紙を机の前に貼り出して眺めるようなことです。

「昨日まではリハーサル！」「今日から本番だ！」と、自分の心に檄を飛ばすのもアファーメーションです。

言霊《ことだま》というくらい、言葉には力があります。ネガティブな言葉だけだとストレスは溜まっていくだけです。ポジティブな宣言で力強く人生を歩みたいですね。

対策3

過去のことをあまり気にしない

4 「曲がり道は曲がってしまえ」道はひとつではない

■道は直線だけじゃない

「急速は事を破り、寧耐《ねいたい》は事を成す」と、西郷隆盛は語ったそうです。

時代の急先鋒として走っていた西郷さんは突如失脚し、二度も島流しにあっています。島流しという境遇を受け入れながら、静かに耐え（これを寧耐と言います）、そこでできる読書や思索に精を出し、養われた胆力で多くの人を動かし、明治維新の立役者となるわけです。

偉人や大成された実業家たちの伝記を読むと、順調にすべての道を歩んだ人は少ないことがわかります。曲がり道だらけの人生の中で事を成していったと言ってもいいでしょう。

彼らの大冒険のような足跡に胸を熱くしていると、まるで「曲がり道なんて、曲がってしまえばいいんだよ」と教えてくれているように思えるのです。

「個人のキャリアの8割は予想しない偶発的なことによって決定される」

これはスタンフォード大学のジョン・D・クランボルツ教授が提唱されたキャリア理論です。

予期せぬ偶然の出来事を受け入れながら自分のできることを尽くす経験の積み重ねによって、より良いキャリアが形成されていくという考え方です。

この理論は、ゴールを設定し、そこへ向かっていく経験の積み重ねからできるキャリア形成論と対比されるものです。

私は大学では建築を学んでいましたが、人や職との偶発的な出会い、想定外だったパニック障害の発症などを経て、今では人材育成の講師という道を歩んでいますので、クランボルツ教授のキャリア理論に深く共感したものです。

予想しなかったことが起こったとき、それが大きな壁として行く手を阻むものならば、私たちは焦りや不安を感じます。しかし**「この予想しない偶発的なことを受け入れながらベストを尽くすことで私のキャリアはより良いものとなっていく」と受け止めると、心の状態は前向きなものとなります。**

これがストレスを溜めないためのポイントです。

■直感を大切にしてみよう

空ゆく雲や流れる水のごとく、深く物事に執着しないで自然の成り行きに任せて行動することを「行雲流水《こううんりゅうすい》」と呼びます。

壁に体当たりして道をつくるのもひとつの方法ですが、壁の越え方はそれ以外にもたくさんあります。

この道でなければならないと執着せずに、誰かが拓いた道の後ろを歩くのもいいですし、しばらくうずくまってもいい。さらには、前ではなく後ろに下がってもいい、休憩して安全を確認してから歩きはじめてもいい、曲がり道ならば曲がってもいいじゃないですか。

今の自分がそうしたほうがいいと感じたならば、その直感を大切にして行雲流水のごとく行動するのも、ストレスを溜め込まないで時代の波をうまく乗り切る方法だと思います。

西郷隆盛と歴史的な会談（江戸城無血開城）をした勝海舟はこう語っています。

「人の一生には、炎のときと灰のときがあり、灰のときは何をやってもうまくいかない。そんなときには何もやらぬのが一番いい」

嵐がすぎていくのを静かに待つのがいいときだってあるのです。

対策4 出来事に抗わず身を任せる

5

「没頭する」脳は同時に2つのことを考えられない

■不安や緊張を忘れるために違うことに集中する

脳は同時に２つのことを考えることができないそうです。この脳の特徴を活かしてストレスを溜めないようにしましょう。

夢中になって大好きな漫画を読んでいるときに、晩ごはんは何を食べようかと考えている人はいないと思います。没頭していると余計なことは考えません。

不安や不快、緊張や焦りにつながることを考え続けると、不安や不快、緊張や焦りは、どんどん大きくなります。だから、**不安や緊張などを感じたときは、それを忘れさせるために何かに没頭するのです。**これがストレスを溜めないためのポイントです。

私たちには「忘の徳」という素晴らしい能力（忘れるという能力）が備わっているのです。

例えば、大切なプレゼン前に不安や緊張というストレス反応が起こることは誰にでもあります。しかし、そうしたストレス反応から失敗を繰り返すと、「また失敗したらどうしよう」と、次回のプレゼンがより大きなストレスとなります。

そこで、ムダな緊張を防ぐために、プレゼン先に向かう電車の中では、車窓から見える丸いものを探したり、深い呼吸をしながら吐く息の回数を数えたり、気軽に読める本やゲームに没頭したりするといいでしょう。

繰り返しになりますが、これは2章で紹介した不安を手放すために「今、ここ」に集中する方法です。

■朝は没頭効果があるゴールデンタイム

これは余談になりますが、知っておくといいことなので述べておきます。

政財界のリーダーたちが師事されたという明治31年生まれの安岡正篤氏（東洋思想家）は、私の高校の大先輩で部活（剣道部）も同じです。時代はまったく違いますが、安岡先生の講演録である書籍を何冊も読んでいるうちにたくさんのことを学びました。

その多くの講演録の中でよく語られていたのが、「朝こそすべて」というイギリスの諺《ことわざ》でした。

朝は生命のみずみずしい時間であり、その生命力あふれる時間を有効に使おうということです。「朝の気は鋭、昼の気は惰」（孫子の兵法）という古くからの教えもあります。

脳は朝起きてから4時間くらいまでが1日の中でもっとも頭の働きがいい時間だと言われています。決断力、集中力、学習能力、記憶力などが高まっています。早起きや朝活に取り組む方々も多いですね。スティーブ・ジョブズ氏が朝の静かな時間に自己対話（内省）していたのは有名です。

テストステロンという決断と関係する男性ホルモンは起床後2時間までの間に分泌量が高まるそうです。迷いを断ち切る決断、人間関係に結論を出す決断、人生の岐路への決断などは、朝に行うのがいいようですね。午前中という脳の活動が活発な時間帯に、仕事に没頭して生産性を高めたり、困り事の改善へのアイデアを引き出してみましょう。

もちろん「夜こそすべて」と深夜のほうが頭の働きがいい方もおられると思いますので、何が何でも朝である必要はないことはつけ加えておきます。

対策5

不安になる暇を自分に与えない

6

「してくれたことに意識を向ける」相手に期待しすぎない

■相手に感謝する

食料品の買い物へ行ったときに夫婦喧嘩をしたことがありました。

それは新型コロナウイルスの感染が拡大している時期なのに、幼い娘が興味あるものを触ろうと手を思わず出してしまったときのことです。

「ちゃんと見とけよ」

「あなたが見ておいてよ」

「……俺はちゃんと見てるがな」

「だったら、あなたが気をつけてよ」

夫婦喧嘩と書いたのは大げさでしたでしょうか。でも、こうしたことって日常の中のあるあるシーンではないでしょうか？

原因は、私の中にも妻の中にもある「これくらい言わなくてもわかるだろ」という無意識の思い込みであり、相手への「こうして欲しい」「こうするのが当然だ」という期待です。

相手へ期待しすぎていると「してくれなかったこと」ばかりに意識が向きます。

相手に期待しすぎないことが、ストレスを溜めないポイントです。

仕事でも部下やビジネスパートナーなどに期待していて、それが期待通りにいかなかったときに、がっかりする気持ちは大きくなりますね。

例えば、私の研修プログラムが企業で採択されるかどうかの場合。

「鎌田さんの提出してくれたこの研修企画が採用されれば、わが社の全国の支店・営業所に展開できますので、この1年しっかり日程を空けておいてくださいよ！」と企業の研修担当者さん。

「よろしくお願いします」と言いつつ、心の中で「やったー」と叫びながら、宙を舞っている私。

そして、不採用の連絡がくる。

「またの機会があればよろしくお願いします」と言いながら、心の中でハンカチを噛みしめて悔しがっている私……。

もちろん、この悔しさをバネにして自分を再起動することも大切ですが、相手に期待するあまりストレスが溜まるのならば、「うまくいけばラッキー」と期待をいったん手放していたほうがいいですね。

そして「してくれなかったこと」ではなく、「してくれたこと」に意識を

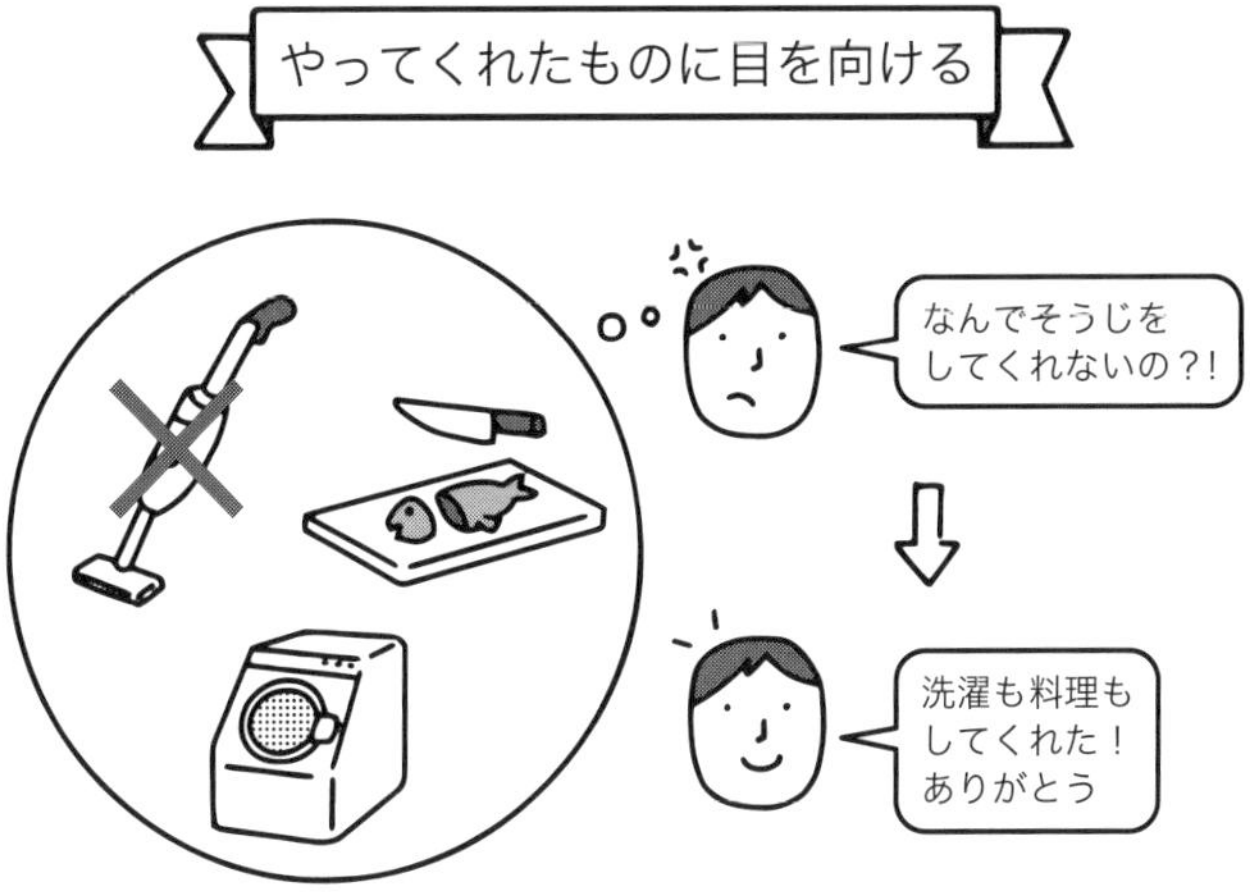
やってくれたものに目を向ける
なんでそうじをしてくれないの？!
洗濯も料理もしてくれた！ありがとう

向けて感謝することもストレスを溜めないコツです。

「私の研修企画を役員会議でプレゼンしてくださった」ことに感謝できるようにするのです。

夫婦円満の秘訣もこれだと思います。相手に感謝できる自分を意識しましょう。

■期待の情報不足を改善しよう

そうはいっても、部下には期待通り動いてもらわないと困りますというのがリーダーの心情。

リーダー研修でも、リーダーの困り事として「部下が期待通り動いてくれない」という意見がとても多いのです。

しかし、対話を進めていくと「これくらい言わなくてもわかるだろう」「これくらいできて当然だ」「私の依頼なのだから、そこから手をつけるのが当然だろう」という無意識の思い込みがたくさんあることに気づきます。

その結果、リーダーの**期待する内容をしっかり伝えていないという「期待の情報不足」が起きています。**期待する情報が伝わっていないので、ギャップが生じるのです。リーダーに叱られた部下も「そんなこと聞いてなかったし……」と理不尽を感じるかもしれません。

相手に期待している内容をきちんと伝えておくことは、二度手間解消などの業務改善にもつながりますし、お互いがストレスを溜めないためのポイントです。

対策6
自分が思った通りに人は動いてはくれないと心得ておく

7

「人生のハンドルを握る」自分は人生の主人公

■束縛からの距離の取り方

「その国がどんな法律を持っているかよりは、その国がどんな詩と歌を持っているかというほうが私にはずっと大切なことだ」（ロバート・バーンズ／詩人）

心が自由な感じがして、人生を楽しんでいる人々の景色が浮かび、私はこの言葉がとても好きです。

あなたはどんな印象を持ちましたか？

そして、あなたは人生の中で何を大切にしていますか？

「心の自由」は誰もが大切にしたいはずです。何かに縛られて心が不自由であれば、ストレスは溜まる一方です。さらにはストレスが溜まりすぎて、縛られていることから自由を求めようという気力も起きないことがあるかもしれません。

誰かの何かの束縛が、あなたの人生のハンドルを勝手に操作し、あなたの心を不自由にしているのならば、その束縛から距離を取らなくてはいけないのです。

束縛からの距離の取り方は、

・自分から遠ざかる
・誰か(援助者)の協力を得る
・束縛している相手に自分の気持ちを伝える、束縛していることの改善を提案する

の3つのアプローチが考えられます。

例えば、職場の上司が深夜や休日でもお構いなしに仕事のメールを送ってきて困っているAさんの場合で考えてみましょう。

・自分から遠ざかる
「異動願いを出す」
「転職をする」

・誰か（援助者）の協力を得る
「上司の上司に相談する」
「直属以外の上司に相談する」
「他のメンバーに相談する」
「会社のコンプライアンス窓口に相談する」

・束縛している相手に自分の気持ちを伝える、束縛していることの改善を提案する
「〝やめてください〟〝困っています〟と自分の意思を伝える」
「業務の適正な範囲を超えていることを上司に伝えて改善を求める」

などが考えられますね。

また、職場で上司からパワハラを受けているBさんの場合で考えてみましょう。

・自分から遠ざかる
「異動願いを出す」
「休職、退職をする」

・誰か（援助者）の協力を得る
「会社の相談窓口に相談する」（パワハラ防止法は２０２０年６月１日から施行され、パワハラ防止が事業主の義務となりました。中小企業は２０２２年４月１日から義務化。相談に適切に対応する体制づくりは、事業主の講ずべき措置とされています）
「労働組合に相談する」（会社に労働組合がなくても加入できる合同労組などもあります）
「上司の上司に相談する」
「直属以外の上司に相談する」

「各都道府県の労働局に相談する」

・束縛している相手に自分の気持ちを伝える、束縛していることの改善を提案する
「〝やめてください〟〝私は嫌です〟と自分の意思を伝える」
「パワハラについて学習し、上司に業務の適正な範囲を超えた言い方や態度をしていることを伝えて改善を求める」

などが考えられますね。

一方で、誰かの何かの束縛が、あなたの心のエネルギーを高めていることもあります。

例えば、ある組織やある地域コミュニティの中であなたなしでは衰退してしまう、あるいは老舗のお店の継承を生まれたときから期待されている、そうした束縛を自分の中で納得し、喜びや生き甲斐として受け入れている場合です。

このようなときのあなたの心は不自由などではなく、大いに自由ですし、素晴らし

嫌な行為からの対処法

❶ 自ら遠ざかる

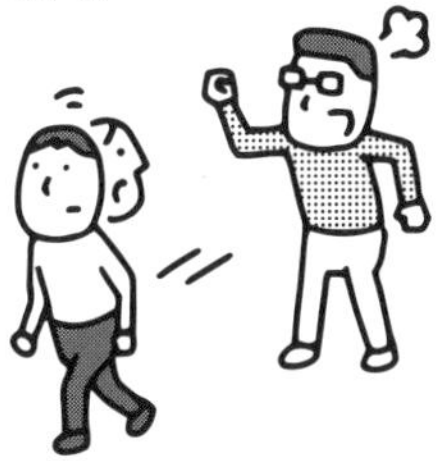

❷ 誰かの協力を得る

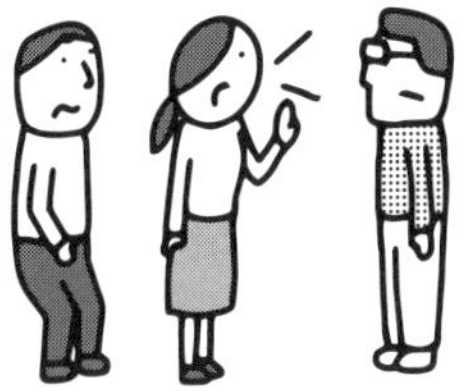

❸ 相手に気持ちを伝える

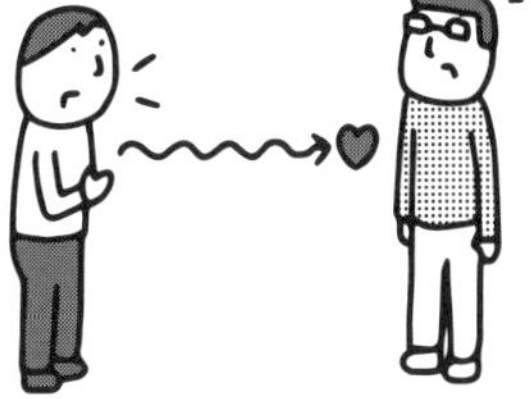

い生き方だと思います。

つまり、自分の人生のハンドルは自分で握っていること、心が自由であることがストレスを溜めないためのポイントなのです。

■自分は人生の主人公

自分は人生の主人公
世界でただ一人の自分を
光いっぱいの自分にしていく責任者

これは教育者・東井義雄さんのメッセージです。人生の主人である自分に敬称である「公」をつけて「主人公」と呼ぶのは、私たち一人一人が世界でただ一人の尊い存在だからです。

その尊い存在の人生のハンドルを握る責任者が自分なのです。他の誰かではありません。

自分でハンドルを握るコツは、周りの目を意識しすぎないことです。

そして、どちらにハンドルを回すかはあなたの自由です。

自分が正しいと思うならばそれでいいじゃないですか。トンネルならば、光を感じる方向へハンドルを回しましょう。前に進めなければ、一度バックしてからでいいのです。

対策7
自分の意思で生き方を決める

アップルの創業者スティーブ・ジョブズもこう言っています。

「もっとも大事なことは、自分の心に、自分の直感に、ついていく勇気を持つことだ」

8

「逃げ恥」戦略的撤退

■なぜ、逃げることが恥ずかしいのか

漫画やテレビで大ヒットした『逃げるは恥だが役に立つ』。このタイトルはハンガリーの諺で「恥ずかしい逃げ方だったとしても生き抜くことが大切」という意味だそうです。

逃げるのが恥ずかしいと耐え続けた結果、心身の不調をきたし、辛い想いをさらに重ねてしまっては、何のために耐えたのかわかりません。

私自身のこれまでを振り返ると、「逃げてもいい」「負けてもいい」ではなく「逃げるな」「負けるな」という教えのほうが圧倒的に多かった気がします。

皆さんはいかがでしょうか。こうした教えの中で私たちは「逃げるは恥」という価値観を持つようになります。

では、なぜ「逃げるは恥」と考えてしまうのでしょうか。

逃げることで「あいつはダメな奴だ」と思われるのが恥ずかしいわけです。逃げることを選択しない深層心理は、「ダメな奴と思われたくない」という固定観念なのです。この固定観念を修正しましょう。「ダメな奴と思われたっていいじゃないか」と。

人前でスピーチするときに緊張しすぎる人も、「下手だと思われたくない」という固定観念により緊張というストレス反応を起こしています。

「下手だと思われたっていいじゃないか、それで死ぬわけでもないし……」とよく言われますが、本当にその通りです。自分が思うほど誰もあなたに注目していませんし、噛んでしまっても誰も覚えていません。

人前で話すことを職業としている私が言うのですから、間違いありません。悲しいけれどそれが現実です（笑）。

■戦略的に逃げる

辛いときは「逃げる」ことも、選択肢のひとつです。

戦略的に逃げることを選択し、辛さから解放されてから次の戦略を立てればいいのです。**恥ずかしい逃げ方だったとしても、生き抜くことが大切なのです**。そのことを教えてくれるエピソードを2つ紹介します。

「金ケ崎崩れ」と呼ばれる織田信長の撤退戦をご存じでしょうか。

信長が朝倉義景と戦っていたときに、妹・お市の婿であり同盟関係にあった浅井長政が突如裏切り、攻撃してきたのです。浅井・朝倉の挟み撃ちにあった信長は、信頼していた仲間の裏切りに対する怒りや武士のプライドよりも生き延びて再起するために、わずかな家来だけで逃げることを選択しました。浅井・朝倉の兵は逃げる信長を笑ったことでしょう。しかし、後に浅井・朝倉は信長に滅ぼされてしまいます。

「寺田屋遭難」とは、坂本龍馬が伏見の寺田屋で暗殺されそうになった事件です。

このとき、後に龍馬の妻となるお龍が風呂から裸で飛び出してきて、龍馬の逃げる手伝いをします。男同士の戦いに、暗殺者たちは「卑怯者！」と叫んだかもしれません。しかし、生きてやりたいことを成したい龍馬には、卑怯と思われようが関係ないのです。そして、傷を負った龍馬はお龍と薩摩へと向かうのです。

余談ですが、この暗殺から逃げる薩摩旅が、日本初の新婚旅行と言われています。こうした幸せな経験ができるのも、生きているからこそですね。

対策８

ダメな奴と思われても構わない

織田信長、坂本龍馬と言えば、日本人が大好きな歴史上人物のツートップです。さまざまな世代から人気のある２人ですが、ともに「逃げるは恥だが役に立つ」ことを通して、事を成しています。

人生は一度きり。逃げたいときは逃げてもいいのです。「逃げるは恥」ではなく、逃げることを「後に勝利するための方法」と位置づけましょう。

9

「先手を打つ」リスクマネジメント

■リスクを想定して対策を打つ

リーマンショックのような金融・経済危機、大災害など自然の急変による会社や経済への悪影響、突然のM&Aというようなイレギュラーな状況が起きた場合、私たちが取るべき行動は大きく2つにわかれると思います。

・嵐がすぎ去るのをじっと静かに待つ
・先が読めないときだからこそ、先手を打って行動する

不安に振り回され、心が疲れ果てて明日への気力を失うことだけは何としても避けたいからこそ、この2つが大切になるのです。ここでは「先が読めないときだからこそ、先手を打って行動する」を取り上げます。

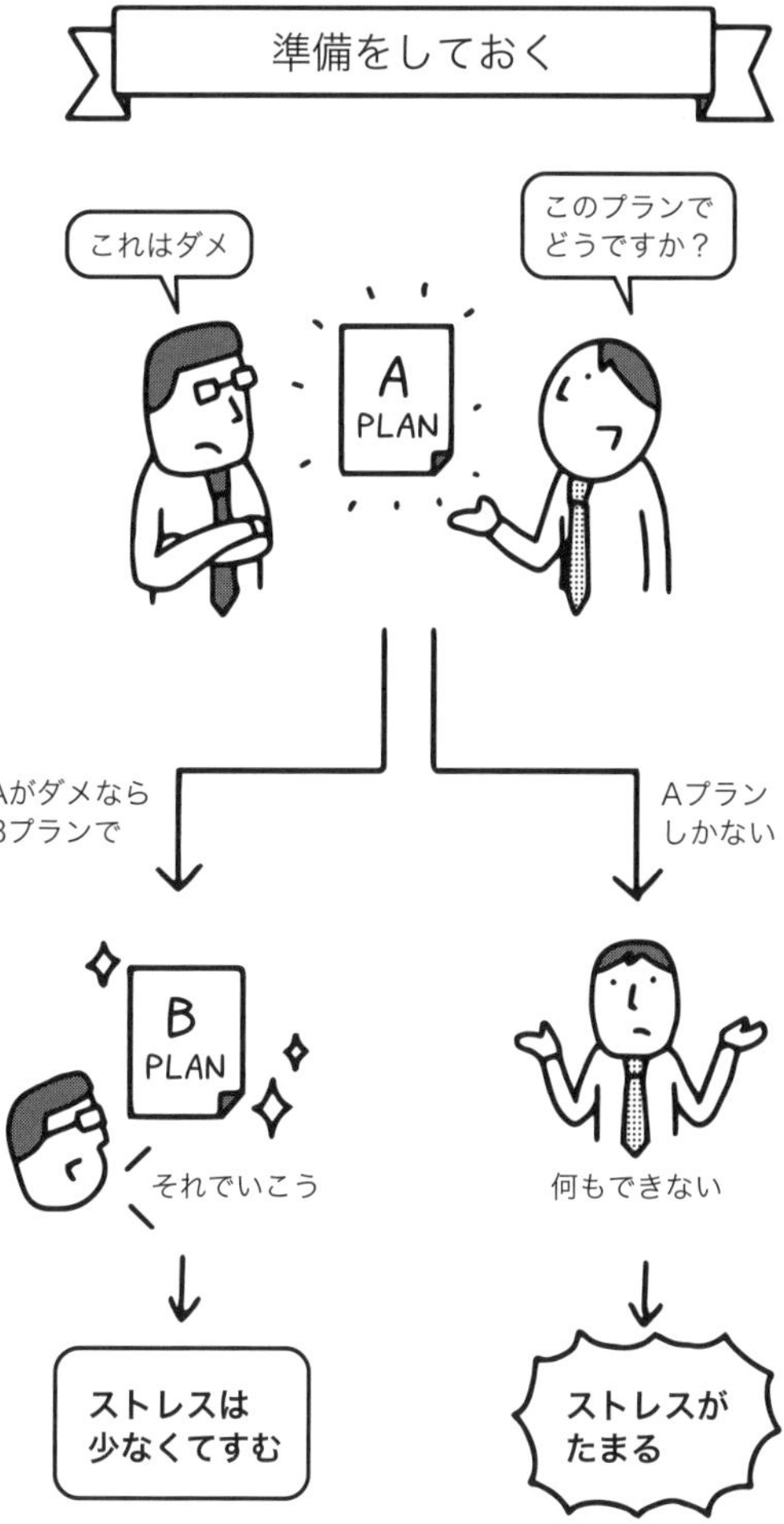
準備をしておく
これはダメ
このプランで
どうですか？
A
PLAN
Aがダメなら
Bプランで
Aプラン
しかない
B
PLAN
それでいこう
何もできない
ストレスは
少なくてすむ
ストレスが
たまる

自分自身の置かれている状況を俯瞰的に眺め、今後発生するかもしれないリスク（危険やうまくいかない可能性のこと）を洗い出しましょう。そして、浮かび上がってきたリスクへの対応策を考えておくのです。

例えば、今後、会社の休業により月収が減るかもしれないというリスクを感じたならば、休業によりできるであろう時間を使ってやれる副業を今のうちに探しておきます。副業もひとつではなく複数候補をあげておくといいですね。ひとつがうまくいかなくても、別の候補があるという安心につながるからです。選択肢は複数あるほうがいいのです。

このようにリスクマネジメントしておくことは、先が読めない不安に対する、ストレスマネジメントになるのです。

■臆病は頼もしい力

リスクマネジメントはいつやるか？

早ければ早いほうがいいですよね。まだ心に余裕のあるうちにやっておくといい。何かが起こってからでは、着手が遅れてしまいストレスも溜まります。そのストレスは焦りにつながり、より大きなストレスを生み出すことになります。

行動力のあるすぐやる人は、想定外の事態が起きたときにでも、リスクを最小限に抑えるべく動きはじめます。私の友人の中にもそうした人はたくさんいます。

しかし、みんながすぐやれる人ではありません。実は私もそうです。

まず、頭を抱え込んでしまい、すぐに動けません。

私はバブル崩壊により、リストラを経験していますが、一緒に会社を去って行った人たちの多くは、早々と再就職をしていました。私はそうした人たちの行動に焦りを感じながらも、リストラのショックを引きずって動けず、モヤモヤやイライラばかりが溜まるだけだったことを、昨日のことのように覚えています。

行動力のあるすぐやる人よりも早く動くためには、想定外の事態が起こる前から動いておくことが大切です。

特に大切なのがお金です。
お金があるのとないのとでは、心の安定度が違います。想定外の事態が起こる前から、たとえ無収入となっても半年から1年は暮らしていけるように、お金を貯めておくことです。すぐに行動はできなくとも、その間に情報収集しながら動き出すことができます。

リスクマネジメントに早めに着手することとは、今回の新型コロナウイルスへの対策だけでなく、今後の人生の中で有効となる大切なストレスコントロールの技術です。

人生には何が起きるかわからない……だから私は最近こう思うのです。
「臆病」とは、自分の心を守ってくれる頼もしい力だと。

対策9

不測の事態が起きても大丈夫なように準備をしておく

10

「感謝」当たり前がありがたい

■家族や友人の存在に感謝する

新型コロナウイルスによって緊急事態宣言が出され、人との接触を7～8割減らすようにと政府からお願いがあったり、新しい生活様式でも身体的距離を取りましょうと提唱されました。

しかし、そのような中だからこそ、家族との会話はもちろん、電話やオンラインなどで今まで以上に親や友人とのコミュニケーションが増えた方も多いのではないでしょうか。

会えないからこそ、不安だからこそ、声をかけ合う。気持ちを伝える。相手の様子を確認する。励まし合ったりする。ときには涙ぐみながら想いを寄せ合う。

私たちにとって家族や友人の存在、そして彼らとのコミュニケーションは日常の中で当たり前のことでしたが、こんなにありがたいと感じたことはありません。

当たり前のことに感謝できる心は、ストレスを溜めないポイントです。

感謝はあなたの心に優しいからです。

■人生は二度ない

世の中には生きたくても、働きたくても、大人になりたくても、それができなかった人たちが大勢います。

１９９５年1月17日、阪神・淡路大震災が起きたとき、私は神戸で暮らしていました。ちょうど大学院を卒業する年で社会人になる直前でした。多くの方が亡くなられたあの経験が、「生きたくても、それができなかった人たち」へ想いをはせるようになったきっかけになっています。

当時は携帯電話もごく一部しか普及していなくて、インターネットなんて言葉すらも知りませんでした。そんな状況で、親友が東京から仕事を休んで鉄道も止まっている中、徒歩で駆けつけてくれたのです。冬の寒い中、たまたま外出していた私をアパートの前で座って待っていてくれました。
「ありがとう。寒かったやろ、部屋入ろ」と言って、彼が持ってきてくれた支援物資の袋を抱えてアパートの階段を上ったとき、涙が頬を伝っていたことを覚えています。

不安だったあのときもまた、友の存在、友の温かい心、コミュニケーションに救われたのでした。

対策10

周りの人たちの存在に「ありがとう」の気持ちを持つ

歩くという文字は、少し止まると書きます。忙しくて走っていると見えないものも、気づかないものも、歩くと見えてくる、気づくことがあります。
忙しくて走っていることが多かったからこそ、少し立ち止まって、二度ない人生に想いをはせてみましょう。今、こうしてここに生きていることに感謝しながら。

第4章

「ストレスを溜めない」11の行動習慣

1 「マイ儀式」元気スイッチをONにする習慣

■思考がダメなら行動で

ポジティブに物事を受け止めることは大切なストレスコントロールですが、どうしても泣きたかったり、イライラしたり、不安になったりすることもあるでしょう。

そんなときは「もっと冷静に、落ち着こう」と心に働きかけるのですが、落ち着くどころか余計にイライラしてしまいます。

「前向きに受け止めよう」とは、言うは易しですが、なかなか難しいもの。思考はコントロールしにくいときがあるのです。

そういう場合は、**身体を動かしたり、行動を変える方法がおすすめです。**

私たちは、元気がなくても手や足を動かすことができます。胸を張って、空を見上げることができます。呼吸を整えることができます。

身体や行動は思考よりもコントロールしやすいのです。

コントロールしやすい身体や行動から心を落ち着かせたり、心のエネルギーを高めていくことも、とても大切なストレスコントロールの技術なのです。

■マイ儀式で心のスイッチを入れよう

「さぁ、はじめよう！」「よっしゃ！　やるか！」「ふぅ、休憩」「あー！　終わったぁ」と、私たちは意識的にも無意識的にも心のスイッチをＯＮ／ＯＦＦしています。やる気を出すために、一息つくために、毎日の中で何度も繰り返しているのです。

「朝こそすべて」というイギリスの諺があるように、今日という１日を元気にスタートするためには、朝一番が大事です。

そこで、**朝目覚めたら、意識的に心のスイッチをＯＮにしましょう。**

そのためのマイ儀式をつくってください。

例えば、

「グッグッと、大きく伸びをする」

「四股を踏む」

「コーヒーを静かに飲みながら、一点を虎の眼力のように見つめてみる」

「ネクタイを締めたあとにガッツポーズ」

「今日もイケてると声に出してみる」

「朝日を眺め、大きく深呼吸をしてみる」

「鏡に向かって笑顔」

「家族にハイタッチをする」

「お守りをポケットやカバンに入れる」

など。


私の場合は神棚に二礼二拍一礼することを朝の儀式にしています。心がシャンとするのです。

アメリカのオバマ前大統領が、官邸での仕事前に必ず運動していたことは有名ですね。時間ができたら運動するのではなく、意識して朝の運動の時間を取っていたそうです。

朝の心のスイッチをONにするための行動を儀式化、習慣化してみてください。

そして、マイ儀式を終えたら「これでよし。今日もいい1日だ！」と、思い込んでください。この思い込みもまた、元気スイッチをONにしてくれます。

対策1

1日のはじまりに心を元気にするルーティンを行う

あなたは毎朝、元気スイッチをONにするためにしていることはありますか？

身体や行動から心に働きかけてみましょう。

2

「見える化」紙に書いて分析

■ストレスを客観的な目で見る

私は職場活性化研修やリーダー研修などで、As is / To be という手法を使って、解決すべき課題を「見える化」(可視化) するワークをよく行います。

職場の困り事を As is (現状)、現状の先に実現したい理想像を To be (望ましい姿) としてそれぞれ書き出してもらいます。当然そこにはギャップがあるので、そのギャップをいかに埋めていくのか……その How to (方法) を導こうというものです。

書き出すことで現状、望ましい姿、そのためにできることが整理されていくのです。

ストレスに対してもこの手法は有効です。

頭の中でモヤモヤ・イライラしていることを紙に書き出すことで、「自分はこんな感情だったんだ」と客観的な目で見ることができます。するると、その感情を優しく受け止めることができるのです。

この段階でも上手にストレスとつき合っているのですが、さらに続けて「どういう望ましい状態になるといいか」という望ましい姿と、そのためにできることを書き出していきます。そうすることで、心を明るい方向へと導くきっかけになります。

書いた内容を「これは違うな」と消してしまうのはやめましょう。

違うと感じたものには×印をつけたり、取り消し線を引くだけで

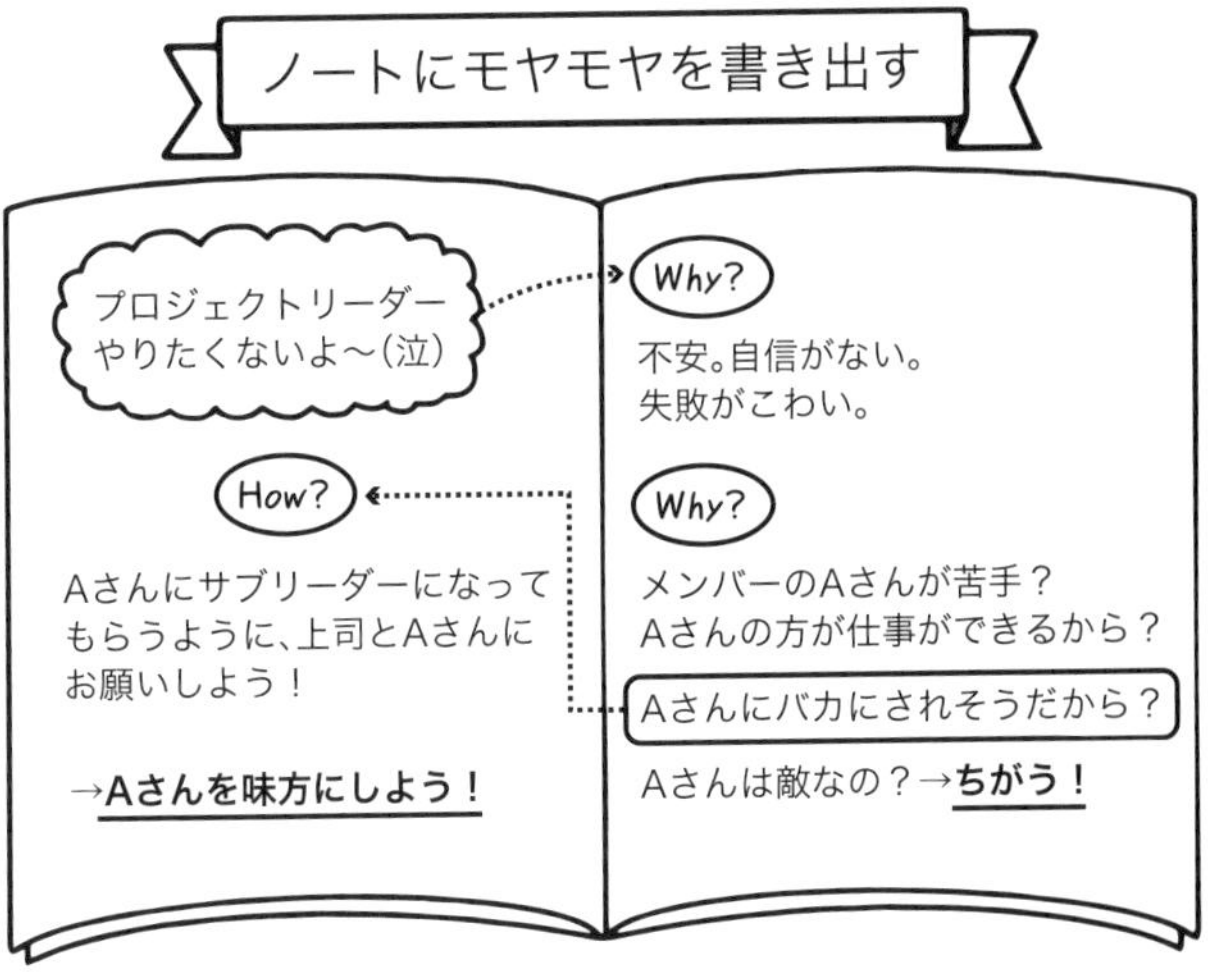

ノートにモヤモヤを書き出す
プロジェクトリーダーやりたくないよ〜（泣）
Why?
不安。自信がない。失敗がこわい。
Why?
メンバーのAさんが苦手？
Aさんの方が仕事ができるから？
Aさんにバカにされそうだから？
Aさんは敵なの？→ちがう！
How?
Aさんにサブリーダーになってもらうように、上司とAさんにお願いしよう！
→Aさんを味方にしよう！

いいのです。これは違うなということもあなたの心の整理につながるので、記録として留めておいてください。

スマホやパソコンへのメモだとすぐに削除できてしまうので、紙に書くのがおすすめです。

■紙に書くことで心を豊かにする方法

心理学者アドラーは「人生の意味は貢献である」と言っています。

人間には貢献欲求があり、誰かの何かのお役に立てている実感は、その人の心を豊かにします。

他者や社会のお役に立てていないと感じる人は、「自分がいなくなると困る人は誰だろうか？」と考えて、その困る人を書き出してみてください。

一人でもいいじゃないですか。故郷にいる母親だけだったとしても、それでいいのです。その人にとって、あなたは大切な人なのです。

そして、「その人が今よりも笑顔になるために自分ができることは何だろうか？」

と考えて、そのできることを書き出してみてください。どんな小さなことでもいいのです。故郷の母親に毎週1回は必ず電話するだけでもいいのです。

そして、少しずつ「あなたがいなければ困る人の輪」を広げていきましょう。そう意識するだけで、あなたの他者や社会への関わり方に変化が生まれ、貢献欲求が満たされていきます。

永六輔さんは亡くなられた奥様に毎日手紙を書かれていたそうです。「貴女が亡くなってから毎日書き続けている絵葉書はまもなく千通を超えます」と。

書くことで寂しさから解放され、奥様との温かいつながりを感じておられたのではないかと思うのです。

対策２
自分がいなくなると困る人を紙に書き出す

3 「整理整頓」コントロールできることに着手する

■コントロール「できること」と「できないこと」を仕分けする

前節でストレスと上手につき合うための紙に書き出す「見える化」について紹介しました。紙に書くことのいいところは、心の状態確認や対処の「整理整頓」につながることです。

整理と整頓の違い、あなたはわかりますか？

整理は、必要なものと不必要なものを仕分けすることです。
整頓は、きちんと片づける、ものを置く位置などを整えることです。

紙に書き出すことで、ストレスに対して「コントロールできること」と「できない

こと」を仕分けすることができます。そして、**モヤモヤ・イライラして心が雑然としていた状態をきちんと整えて、眺め直すことができます。**

「将来についてわかっている唯一のことは、今とは違うことだ」（ピーター・ドラッカー）

私たちは自分の未来を思い描くことはできますが、それが実現するかどうかは誰にもわかりません。わかっている唯一のことは、今とは違うということだけです。

だから、ストレスを溜めない人は、まだ何も起きていない未来に不安を感じていても疲れが溜まるだけだということがわかっています。「まだ起こっていないことを、心配しても仕方がない」と、手放すのです。

ストレスを溜めないためには、コントロールできない「どうにもならない」ことにとらわれないことが大切です。

だからと言って、未来について考えるなというわけではありません。

望ましい未来を思い描き、その実現のためにできることに力を注ぐことは素晴らしい生き方ですし、「運命を拓く」生き方です。望ましい未来のために行動することは、コントロールできることです。

ストレスを溜めない人は、コントロールできない「どうにもならない」ことではなく、このコントロールできる「どうにかしようとする」行動に焦点を当てています。コントロールできる今の行動が、未来をつくっていくことを知っているのです。

■自分と未来は変えられる

私は16年前に脱サラし、自身が患ったパニック障害の経験から、メンタルヘルスの講演会や研修を行う講師として独立しました。しかし、当初は独立前に思い描いた「講師依頼が殺到する」などということはなく、経済的にも本当に辛かったのです。

そのような中でも、少しずつ経験を積んでいくと、講演を聴いてくださった方から「親子のコミュニケーションをテーマにＰＴＡ講演できますか」「来年度の新入社員たちに働くとはどういうことかを研修の中で話してくれないか」などのメンタルヘルス以外のテーマで講師依頼をいただくようになりました。

このときの、経済状況が悪い私の返事は「はい」か「ＹＥＳ」しかありませんでした。

もちろん、無責任にYESではなく、一生懸命そのことを勉強したり、自身の日常や経験にリンクさせながら講演プログラムを作成し、何度も鏡の前でしゃべってみたりといった努力はしました。

そのように行動することで、自分の可能性が開花していき、さまざまなテーマの講演や研修を担当するようになりました。

未来を変えるためにできることをやる

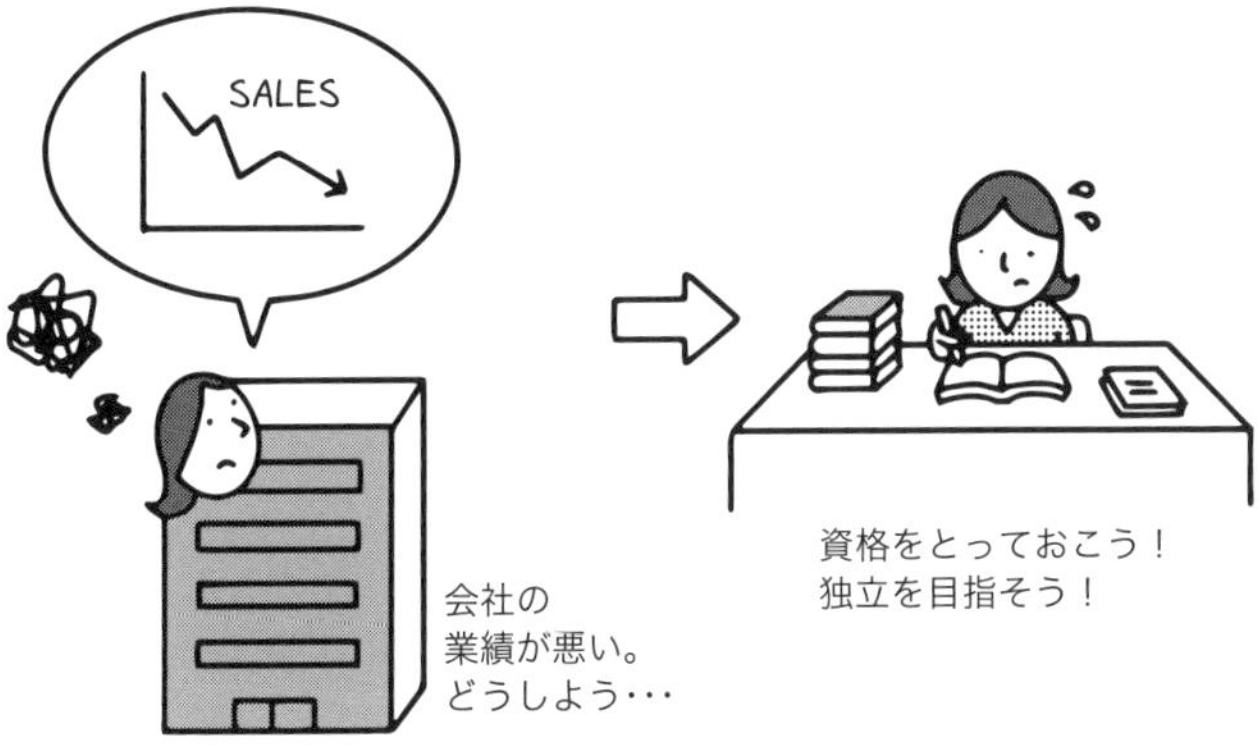
SALES
会社の
業績が悪い。
どうしよう…
資格をとっておこう！
独立を目指そう！

私があのときに「僕には無理だ」「どうせできないだろう」「やっても失敗するだろう」と未来を不安視し、行動しないように自分に働きかけていたら、今の私はなかったと思います。

「将来は、自分の行動次第で変えていくことができる」と、人生を力強く歩んでいきたいものです。

コントロールできない「どうにもならない」ことではなく、コントロールできる「どうにかしようとする」行動を仕分けするためにも、心の整理整頓からまずはじめてみましょう。

対策3

未来を変えられることに対してだけ行動する

4

「いろんな価値観に触れる」同じ人とばかり群れない

■周りの人たちに影響を受けすぎる

「朱に交われば赤くなる」と言いますが、人はいい意味でも悪い意味でも他者や環境に影響を受けます。同じ人とばかり群れていると、その人たちの価値観に染まっていきます。

私が会社で働いていた頃、ある部署の仕事のやり方に対して、私の所属している部署の方々が批判的な発言をいつもしていました。そして、私もそれに同調していたのです。

しかし、そのある部署の人たちと仕事をする機会が増えたとき、批判的発言の内容に違和感を持ちました。実際は、そんなことがなかったからです。

私は、事実を自分の目で見て自分の考えを持つ前に、同じ部署の方々の考えに染まっていたのです。
あなたにも似たようなこと、ありませんか？

同じ人とばかり群れていると、同じような価値観を持つようになります。その結果、視野が狭くなります。**視野が狭くなると心の柔軟性に欠けるので、ストレスが溜まりやすくなります。**

また、他の価値観を持った人との人間関係をうまく築けなくなるかもしれません。

フェイクフレンドという言葉があるそうです。
表面上は友達だけれど、実際には気が合わない人のことだそうです。つまり、無理をして周りに合わせているとしたら……それは、心身ともに疲れ果て、ストレスを溜め込んでしまうことになります。

視野を広げて心の柔軟性を持つためにも、良き人間関係を築くためにも、いろんな価値観の人たちとコミュニケーションを取りましょう。

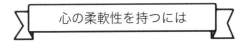

心の柔軟性を持つには

無理に合わせると疲れてくる

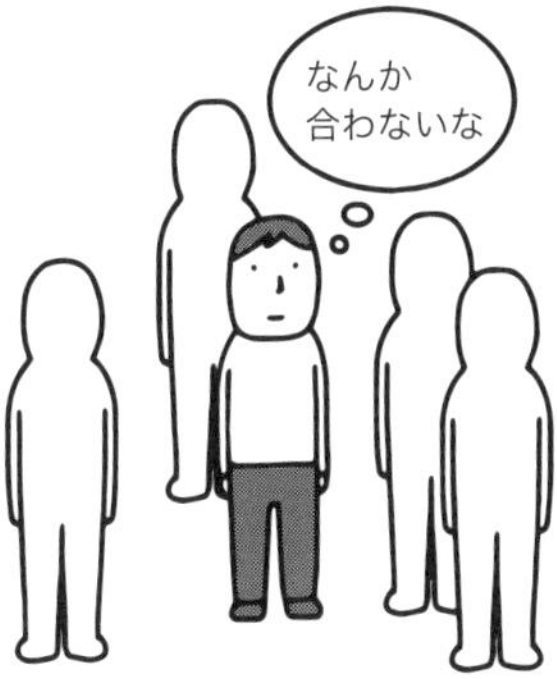

⇩

いろいろな人とコミュニケーションをとって、
視野を広げていく

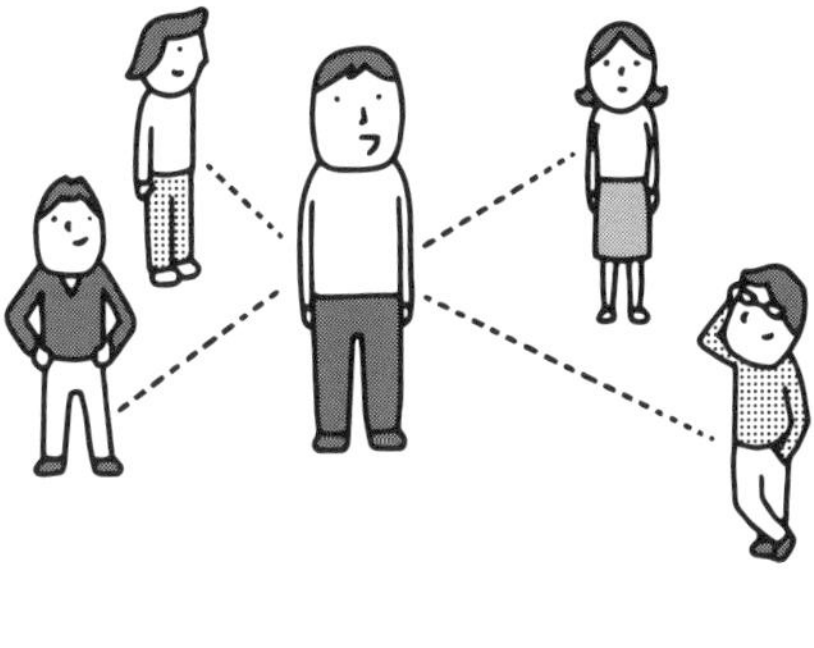

■無理をして相手に合わせない

Facebookなどの SNS の中には、いろんな価値観の人がいますね。「なるほど！」と学びを与えてくれる人、「はぁ？」と受け入れがたい人、「すごい！」と刺激を受ける人などなど。シェアやリツイートの機能がさらに幅広い価値観との出会いをもたらしてくれます。

友達になっていなくてもフォローが可能ならば、その人の考えに触れることができます。無理して合わせることが不要なのがいいですね。「いいね」も押す必要はないですし、ただ眺めるだけでも視野の広がりに活きてきます。

仮にSNSの世界の中でも無理をして相手に合わせているのなら、早めにフォロー解除して距離を取ったほうが無難です。

リアルの世界ではどうしても無理をして相手に合わせなければいけないシーンがあるのに、SNS の世界でもそうならば心は疲れてしまいます。

リアルの世界でもSNS の世界でも共通していることは、あなたに「笑顔と元気と温もりを与えてくれる人」とつながるのがいいということです。楽しかったり、勇気がわいてきたり、気持ちに共感してくれたりする人たちです。

一緒にいる人は選ぶようにしましょう。

無理をして相手に合わせなければいけないなどの人間関係における不快は、肉体の疲れなどと違い、引きずっていることが多いので、大きなストレスになります。そうした相手とは、うまく距離を取る必要があります。

対策4

つき合っていく仲間を選ぶ

5 「相手ではなく関係をコントロール」人間関係の距離感を整える

■いいときもあれば、悪いときもある

人間関係が不快だと感じていると大きなストレスになります。
なぜ大きなストレスになるかと言えば、肉体的な疲れなどのストレス反応はリフレッシュできますが、人間関係における不快はずっと引きずるからです。

友人関係でも昔はとても仲が良かったのに、今は自分が（あるいはお互いが）なんとなく避けているということはありませんか。職場での上司や同僚との関係、夫婦関係もまた然りです。

「気が合う」ときもあれば、「気が合わない」ときもある。人間関係とはそういうものではないでしょうか。

ストレスを溜めない人は、人間関係にはいいときもあれば、悪いときもあることを知っています。悪いときはいいときと比べて、コミュニケーションの量を減らしたり、心理的距離を遠ざけたりと絶妙に距離を取って、ストレスを感じないようにしています。

■相手を変えることはできないが、関係を変えることはできる

ストレスを溜めない人は、相手をコントロールすることはできないが、相手との関係性はコントロールすることができることを知っています。

したがって、不快に感じる相手にフォーカスするのではなく、相手との距離感などの関係性にフォーカスします。

ある会社でのリーダー研修で参加者の方から聞いた話。

飲みに誘った若い部下の方から「飲み会はＮＧなので」と断られたそうです。

こうした相手との関係性を一刀両断で拒絶するような態度は良くないですね。相手を傷つけていますし、上司の怒りを誘発させて余計なストレスにつながるかもしれま

せん。

私が中途入社した会社でのこと。

入社してしばらくの間、上司に誘われて2人だけでよくお酒を飲んでいました。しかし、そのお酒の場がだんだん苦痛になっていきました。なぜならば、上司の口から出てくるのは、ほとんど会社への不平不満だったからです。

不平不満を持つ自分に共感し、同じ意見を持って自分の仲間でいて欲しかったのだと思います。その気持ちはよくわかります。ただ、いつも同じような不平不満を聞かされると疲れますし、会社の他の人たちと関わるようになると、その不平不満に矛盾がたくさんあることに気がつくのです。

私はそのときにどうしたかというと、不平不満が出はじめたら酒場のマスターと会話をしたり【共感しません作戦】、スケジュール帳を取り出して仕事の話題にすり替えてみたり【話題変更作戦】、忙しい振りをして飲みに行く誘いを断ったり【嘘も方便作戦】、上司が不平不満を持つ相手と会話する機会を増やして誘いづらくしたり【脱派閥作戦】していました。

そうしたことを続けていると、２人で飲もうと誘われることはなくなっていきました。２人で飲むという関係性、不平不満に共感する関係性を変えたわけです。

距離感の変化を相手に悟られても構わないではないですか。

絶妙な距離感が相手への物言わぬメッセージになり、関係性の改善へとつながる可能性があるからです。ポイントは自分のストレスラインを超えない程度に自分から距離を調整することです。

対策５

不快にならない距離を保つ

相手ではなく相手との距離感をコントロールすればいいのです。

6

「立って仕事をする」窓際族のすすめ

■立ってキーボードをたたくなら窓際で

新型コロナウイルスの感染拡大を防ぐことをきっかけとして、在宅勤務を導入する企業が増えました。

在宅勤務においてはセルフマネジメントが大きなテーマになります。生産性、モチベーション、時間管理そして心と身体の健康などへのセルフマネジメントです。

オフィスでの仕事だと、通勤時間はもちろん、印刷物を取りにプリンターまで歩いたり、会議室まで歩いたり、ランチやお客様との打ち合わせのために外出するなどの動きがあります。しかし、在宅勤務だとオフィスよりも座っている時間が長いという人がほとんどでしょう。

座りすぎが続くと身体不活動の状態になります。

ＷＨＯの報告によると、死亡の危険要因として身体不活動は、肥満や高コレステロールよりも上位にきています。そして、**身体を動かすことはストレス解消になり、逆に身体不活動は心を憂鬱にします。**

私も15年以上、講演による出張や打ち合わせでの外出以外は在宅勤務なので、これはとてもよくわかります。

そこで、ストレスを溜めないために「立って仕事をする」時間を持つことを提案します。

私は腰の位置くらいの高さの本棚の上にノートパソコンを置いて、立って仕事をすることがあります。今は、スタンディングデスクなどおしゃれなものもありますね。

立つことは、脳を活性化させて生産性を高める効果があるそうです。その効果を期待して会議を立って行う会社も増えています。

私の場合は、生産性というよりも完全に気分転換のつもりで、立ってパソコンに向かう時間を取るようにしました。じっと狭い同じ場所で座っているのが苦痛に感じることがあったからです。苦痛というストレスの対策ですね。

そして、いつもは壁に向かうように座っているのですが、本棚は窓際にあるので、太陽の光を感じながら、ときには窓を開けて入り込んでくる風を感じながら、仕事をしています。

立ってパソコンで仕事をするなら窓際族をおすすめします。心地いいですよ。コーヒーも美味しく感じるのは気のせいでしょうか。

■歩き回ろう

執筆もそうですが、講演や研修のコンテンツなどでなかなかいいアイデアが出てこないことがあります。

いつもの席に座って考え込んでいても、出てこないものは出てこない。イライラしてくるわけです。

そうしたときに私は近所の神社に散歩に出たり、部屋の中を歩き回ったり、家の階段を上り下りしたり、スクワットしたりしています。不思議なもので、身体を動かしているときのほうがアイデアは降りてくるのです。

座りっぱなしは心にも身体にも悪い

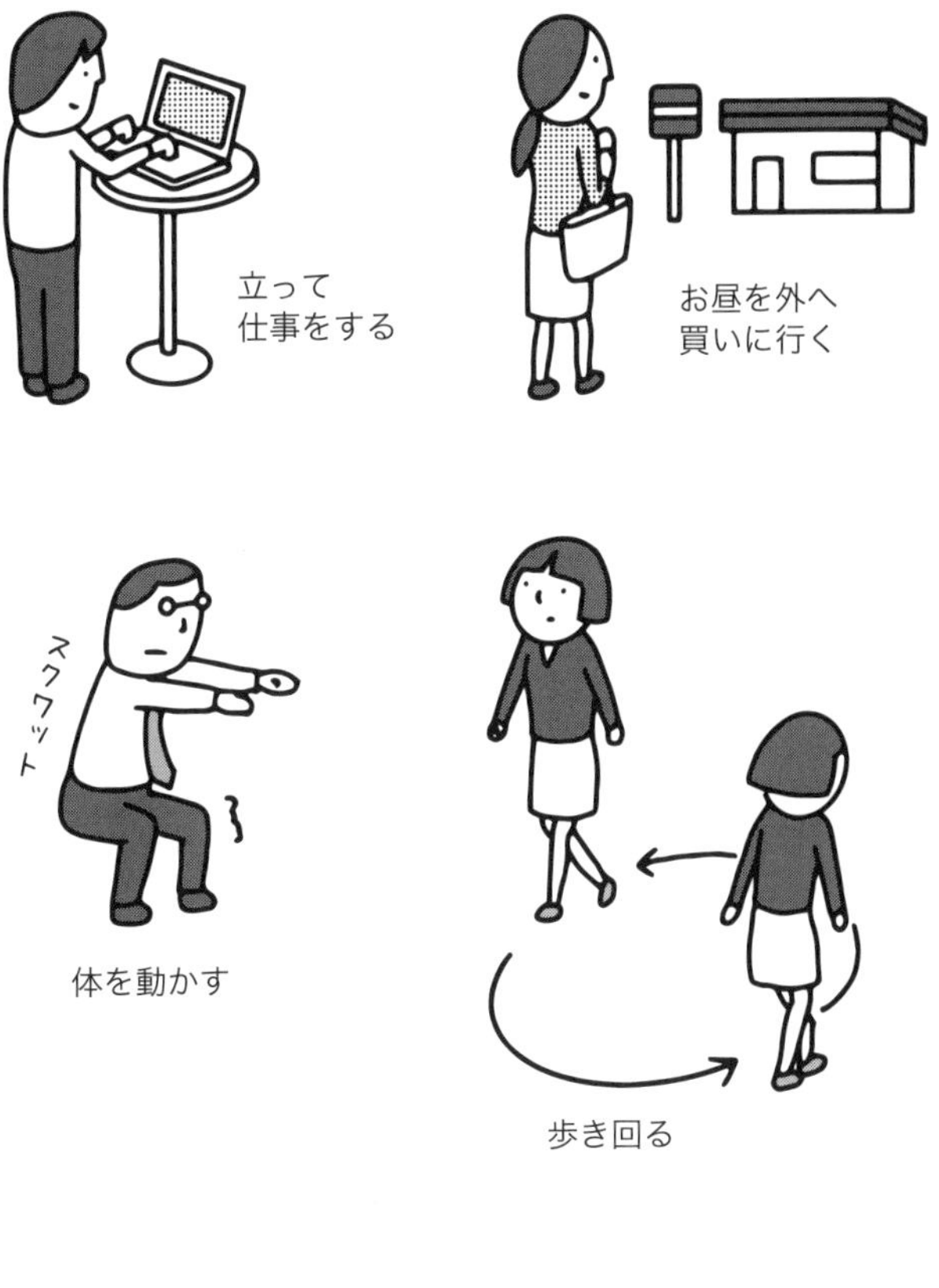
立って
仕事をする
お昼を外へ
買いに行く
スクワット
体を動かす
歩き回る

こうした経験、皆さんにはありませんか？

思想家ニーチェは**「すべての最高の考えは、散歩することにより思いつく」**と語ったそうです。

運動とクリエイティブの関係は脳科学者の研究にお任せするとして、在宅勤務など環境が変わったりしたことで、モヤモヤ・イライラするのなら、歩き回ることをおすすめします。

エコノミークラス症候群の予防でもあり、ストレス解消であり、生産性も高めてくれます。

対策6

定期的に身体を動かす

7

「ファッション」形から心をコントロール

■外見だけで心が変わる

昭和13年生まれの私の父は、散歩に出かけたり、近所のスーパーに買い物に出かけたりするだけでも、髭をそり、髪形を整え、服も家着ではなく外出用に着替えます。外に出かける時間よりも身だしなみを整える時間のほうが長いのでは、と感じるくらいです。

でも、身だしなみを整えるからでしょうね、歩く姿勢はいつもシャンとしています。そんな父の歩く姿はいくつになっても大きく感じます。

漫画、アニメ、ゲームなどの登場人物などに扮するコスプレのクオリティってすごく高いですよね。彼ら、彼女らが、なりたい自分になりきっている表情がそのクオリティをより高めているように感じます。

人には変身願望がありますが、なりたい自分になる行為によってその願望が満たされているので、とてもハッピーな気分なのだろうなと思います。

メイクセラピーのことを取り上げたテレビ番組を観たことがあります。介護施設でおばあちゃんにお化粧をしてあげるだけで、おばあちゃんが素敵な笑顔になっていたのが印象に残っています。

外見を整えることは、心にいい影響があります。ストレスを溜めない生活のために、服装などにも意識を向けてみましょう。

■メリハリある生活

新型コロナウイルスをきっかけにテレワークを導入しはじめた企業がたくさんあります。しかし、ずっと家の中で生活していると、ついついダラダラと過ごしがちになってしまいます。**ダラダラとした生活は、やる気を萎えさせ、心を憂鬱にします**ので、生活の中にメリハリを意識してつくることが大切になります。そのための方法を2つ紹介します。

ひとつは**時間を決めて行動する**こと。

起床時間、散歩の時間、体操の時間、仕事の時間、オンラインなどで他者とコミュニケーションをする時間などを決めておくのです。

もうひとつは**外見を整える**ことです。

「リラックスする時間」と「やる気を高めて仕事をする時間」の切り替えには、服を着替えるのが有効です。スーツじゃなくても構いません。部屋用仕事着と自分が名づけたものでいいのです。自分に気合を入れる、気力を奮い起こすことを「ふんどしを締め直す」「鉢巻を締め直す」と昔から言うように鉢巻を締めるだけでもいいのです。

時間や外見を整えることは形を整えること。形から心をコントロールしましょう。

こうしたメリハリある生活スタイルは、ストレスを溜めないための知恵です。

対策７

外見から内面を変える

8 「環境デザイン」自分の世界をつくる

■空気はつくるもの

心は空気感染します。家庭の空気、職場の空気に、私たちの心は影響を受けます。がんばっている人がいれば、イキイキとした空気の中で「私もがんばろう」と元気になります。ちょっと凹んでいるときに、人の温もりがつくった空気に癒やされることもあります。

これらはいい空気感染ですが、逆のケースも多いですね。

場の空気をいいものにするためには「周りの人たちが今よりもほんの少し笑顔になるために自分ができること」を意識して行動することです。

空気はつくるものなのです。私は講演や研修の中でKYのことを「空気が読めない」ではなく、「(心にとって)空気を良くしよう」と称しています。

皆さんの家庭や職場はどんな空気ですか？
どんな空気だとうれしいですか？
そのためにあなたができることは何ですか？

場の空気は、そこにいる一人一人の言葉や言い方、態度や表情などでつくられますが、自分の部屋の中は自分が好きなように空気をつくることができます。

■好きなものに囲まれている

「この世界は残酷だ」と漫画『進撃の巨人』（諫山 創／講談社）のヒロインであるミカサ・アッカーマンは語り、「男は敷居をまたげば七人の敵あり」という諺もあります（男と限定しているのは時代遅れなので、ビジネスパーソンや社会人と言い換えればいいですね）。

家を一歩出た社会、特に経済社会にはストレスにつながる競争や緊張、理不尽や不快なことがたくさんあります。家族生活の中にだって不快なことはありますよね。だからこそ、自分が好きな空気をつくることができる書斎のような自分だけの空間は確保したいものです。不快と無縁な空間をつくるのです。

狭くて不快だという方は、不要なものを処分したり、少しでも広く感じるような色彩や照明を活用して室内環境をデザインしましょう。


室内の環境を好きなものに囲まれて生活するようにしてみることが、心地よい空気をつくるコツです。

私は中・高校生の頃は雑誌から切り抜いた女性アイドルやプロレスラーの写真をべたべた部屋に貼っていました。皆さんは、いかがでしたか?

私の仕事場は、一人の空間なので、好きなときに奏でることができるギターが置いてあったり、気分転換に読む漫画がたくさん置いてあったり、娘からの手紙がたくさん貼りつけてあったりします。

仕事関係の書類などはボックスに入れて隅のほうに置き、視界にあまり入らないようにしています。自分の好きなもの、興味あるものは、心を癒やしてくれたり、楽しませてくれたりします。

対策８

心地よい空気をつくる

自分を楽しませてくれるような、好きなものに囲まれて生活しましょう。

自分だけの空間をつくるのが難しいときは、心地よい場所を外に見つけましょう。

優雅な気分が味わえるホテルのラウンジ、リラックスして読書ができる喫茶店、サウナや銭湯などもいいですね。サウナやスーパー銭湯では仮眠や飲食、マッサージなども利用できるところが多いので、半日かけてひたすらのんびり時間を過ごして心と身体を解放するのもいいでしょう。

9

「ベイビーステップ」少しずつ近づいていく

■成功体験を積み重ねる

目指すべき目標が大きいとなかなか達成できないため、ストレスが溜まりやすくなります。

また、あれもこれもと目指すべき方向がたくさんあると、どれもが中途半端となりストレスが溜まりやすくなります。

そこで、まずはひとつの方向の達成しやすい目標を設定し、それをクリアしたら次の目標を設定する、というようにし、これを繰り返していくのです。

赤ちゃんは身近にいる大人のように歩きたいと思い、ハイハイしはじめ、つかまり立ちをしながら、ポテンと転がり、また起き上がってよちよち歩きをして、少しずつ歩くことが上手になっていきます。

このように目標に向かって少しずつ階段を上っていくことをベイビーステップと呼

びます。

私がパニック障害で苦しんでいたときに一番苦手としていたのが、電車などの移動でした。逃げられない空間の中で「また発作が起きたらどうしよう」と勝手に頭の中であれやこれやと考えてストレスを溜めていたのです。

そこで、快速電車ではなく、各駅停車の電車で移動するようにしました。だから、いつもよりも早く家を出るわけです。

各駅電車も満員となる時間帯なら、指定席のある快速電車や特急に乗って移動しました。だから、交通費も余分にかかるのです。

新幹線でも指定席ではなく、ゆったり座れるグリーン席を自腹で購入し移動していました。余分なお金や所要時間は、安心感や達成感を得るための投資だったのです。

頭であれやこれやと考えずに、行動を通して、ひとつひとつクリアしていく成功体験の中で、苦手意識というロックを外していったのです。

ジョギングなどの習慣のない方がいきなり「よし、今日から毎日10キロ走るぞ」と決意しても続かないかもしれませんね。まずは「3キロからはじめよう」だと、できそうな気がします。ダイエットも同じではないでしょうか。

できなくてストレスを溜めるのではなく、達成可能な目標を設定し、成功体験を積み重ねていきましょう。その体験が次の階段を上る力となります。

■大目標と小目標を明確にしよう

まず自分は「どうなりたいのか」という大目標を明確にして、その大目標に近づくために小さな達成可能な目標をクリアしていきましょう。

「人前のスピーチで緊張しない自分でありたい」という大目標を定めたなら、まずはマイクを片手に姿見に映る自分を見ることはすぐに達成できます。

誰もいない部屋でスピーチ原稿片手に話すように読むこともできます。

繰り返し話す練習をすることもできます。

家族の前で話すこともできます。

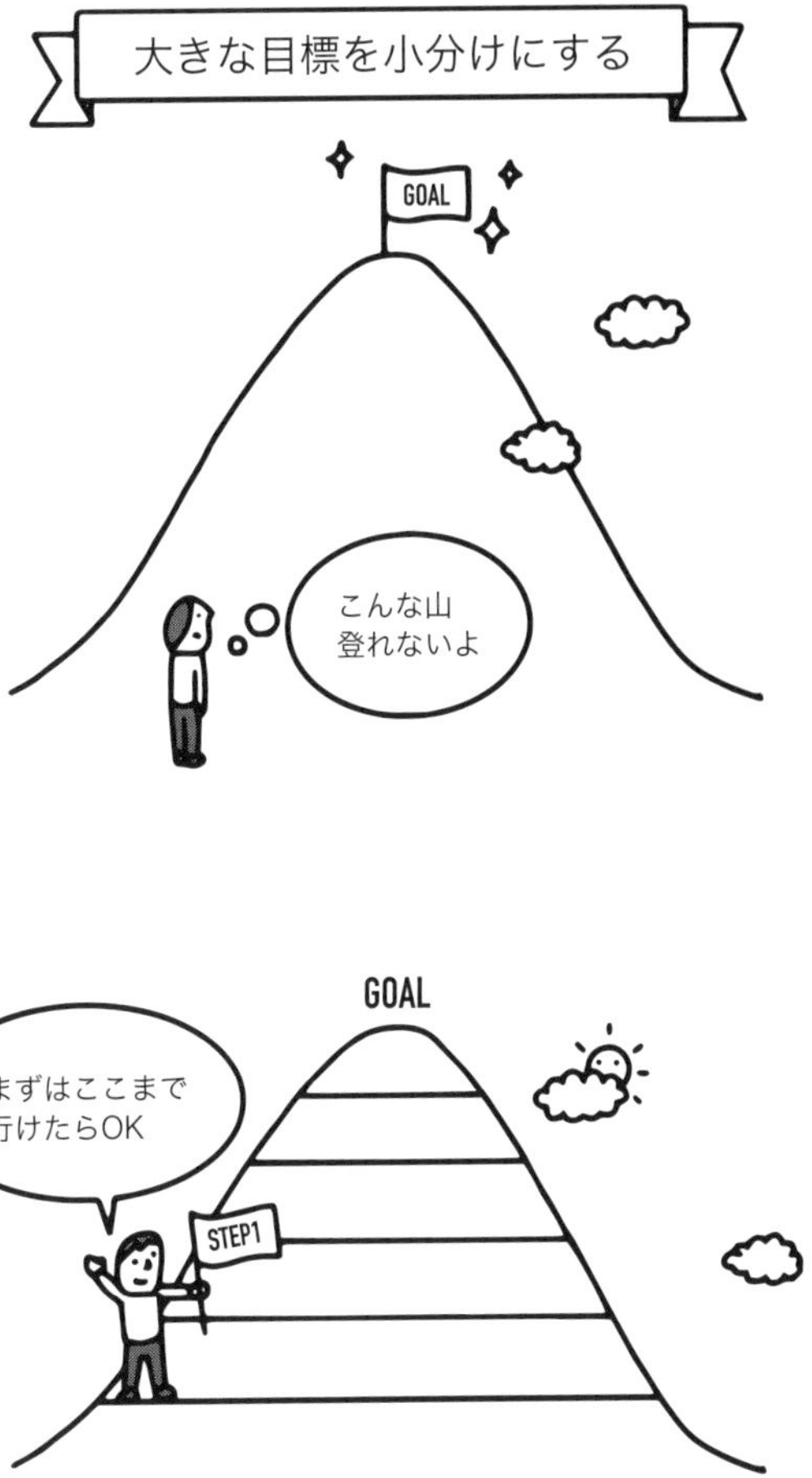

小さな目標がクリアできたら、次の小さな目標へ

頭の中で大勢の前で話をしている自分の姿をイメージトレーニングすることもできます。

緊張緩和のための呼吸法など自分に合ったストレスコントロール法を探して試すこともできます。

私が講演デビューする前にやっていた小さな、小さな繰り返しです。今ならスマホなどで簡単に動画撮影し、確認や改善に役立てることもできますね。

対策9

小さな成功体験を積み重ねる

達成できることを繰り返し、一歩一歩階段を上っていけばいいのです。二宮金次郎の教えである「積小為大《せきしょういだい》」とはまさにこういうことです。小さなことの積み重ねが、大きなことにつながるのです。

10 「役に徹する」演技する

■人は何通りもの顔を持っている

私は父であり、夫であり、講演や研修の講師であり、町内の副会長であり、実家に帰れば長男であり、恩師の前では生徒です。本質の変わらない部分はあると思いますが、すべてのポジションで言葉の内容、話し方、表情や態度が違っているはずです。6歳の娘のパパの話し口調で町内の副会長は務まりません。

皆さんもいろんなポジションでその役に徹しているはずです。

家では子どもに優しいパパが、会社では部下にとても厳しいことはよくあることです。

外ではおとなしいのに家では口調が荒い人もいるでしょう……これはいけませんね。でも、人にはいろいろな顔があるのも事実です。

私は講師として人前で話をすることは得意ですし、これまで積み上げてきた場数から緊張することもほとんどありません。しかし、友人の祝い事でのスピーチではものすごく緊張するのです。つまりストレス反応が出ているのです。

これはどういうことなのか。

講師のときは**その役に徹しているからストレスが小さくなっていると**、私は考えています。

■役者になる

演技するというと本当の自分ではないように感じますが、そうではありません。私たちの中にはいろんな役割を演じることができる自分がいる、ということです。そしてストレスを感じる場面ならば、ストレスを感じない役を演じてみようという提案です。

プレゼンをストレスだと感じる人は「評価されたい」というように意識が自分に向

いているために、完璧でなければと不安になっているのです。

そこで、意識を相手に向けて伝える人という役に徹するのです。評価されたい人ではなく、伝える人になるのです。意識が相手に向いていますので、伝わるように工夫もするでしょう。

伝わると評価されたら、結果としてプレゼンが得意になっていきます。

満員電車が不快でイライラする人は、ちょっとのことでは心が動じない泰然自若とした人物になるための修行者という役に徹するのです。そうすることで、立ち居振る舞いや呼吸も落ち着いてくるは

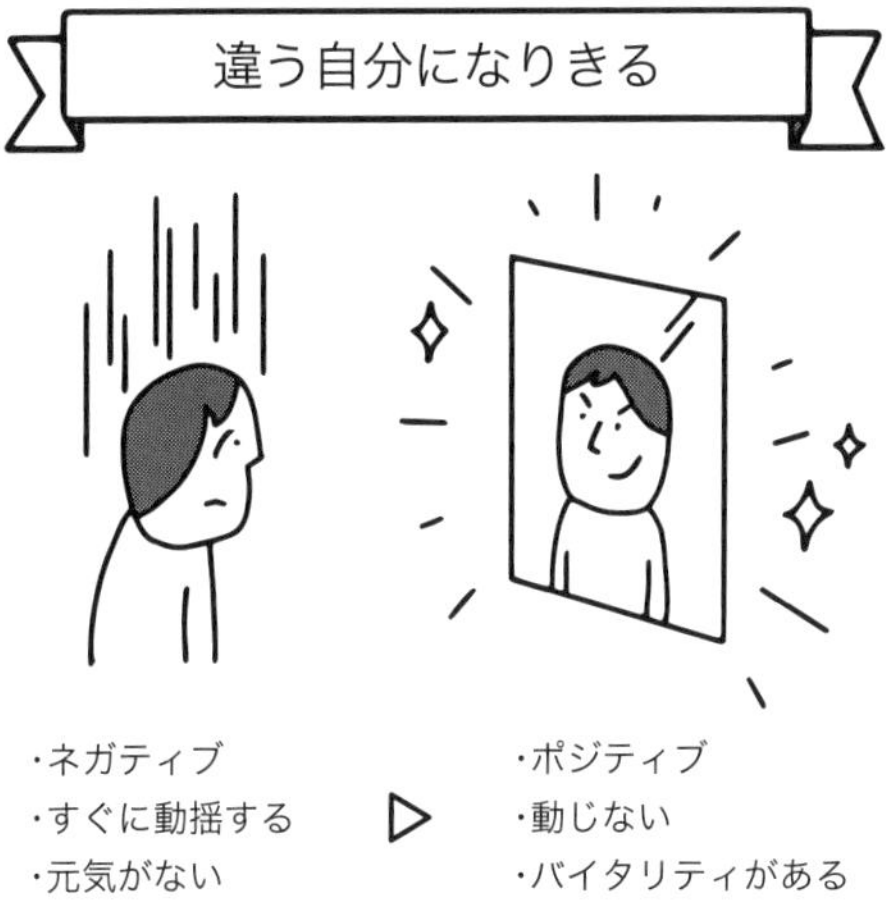
違う自分になりきる
・ネガティブ
・すぐに動揺する
・元気がない
・ポジティブ
・動じない
・バイタリティがある

ずです。やがて他のイライラする場面も減っていくでしょう。

クレーム対応が苦痛に感じる方は、私が聞き役になることで相手の心が安らぐのだと聖者のような役に徹してみてはいかがでしょうか。相手も聖者であるあなたの波長に影響を受けて、口調が変化してくるかもしれません。また、「聞いてくれてありがとう」とあなたは感謝され、心のエネルギーも高まるかもしれません。

人はある役を意識して演じていると、だんだんそういう人になっていくものです。

なぜならば、そういう人になるトレーニングをしているからです。もちろん、その役を演じることが苦痛ならば、無理はいけません。

ストレスに感じる場面があるならば、ストレスと感じにくい役割を見つけて演じてみましょう。私たちにはいろんな役を演じることができる能力が備わっているのです。

対策10

ストレスに負けない人になりきる

■あの人ならどうするだろうと考える

ストレスを感じたときに「あの人なら、どう乗り切るのだろうか？」「あのお方なら、どのように考えるだろうか？」と思考してみませんか。

あの人やあのお方とは、あなたが憧れる人、尊敬する人、身近でメンタル強いなぁと感じる人など誰でもいいのです。

その人になりきった自分に意識を向けて、思考したり、行動するのです。ストレスではなくその人に焦点を当てますので、これもストレスとの上手なつき合い方になります。

あなたにとっての「あの人」は、誰が思い浮かびますか？

その人のことをもっと詳しく知れば、あなたの心も強化されるはずです。

11

「実況中継」俯瞰する

■ストレスの原因には名前をつけてあげよう

私はパニック障害の発作が起きそうだなと不安を感じたときは、先に紹介したように「今、ここ」に集中して不安から意識を遠ざけていましたが、もうひとつ実践していたことがあります。

それが、実況中継です。私は中学生の頃からプロレスが好きで、古舘伊知郎さんのプロレス実況で育ったと言っても過言ではありません。

「おーっと！　Pちゃんがリングに上がろうとしているのかぁ～!?」

と、はじめるわけです。もちろん外出時で人がたくさんいる場所では心の中で叫ぶか、小声でつぶやくように。

私は、パニック障害で苦しんでいた頃、パニック障害のことをPちゃんと呼んでいました。

実況を続けます。

「Pちゃん、そんなに僕のことが好きなのかぁ〜⁉」

と、お笑いに転化するのはおすすめです。続けます。

「おーっと！　変な汗が出てきた感じがするぅ〜⁉」

「深呼吸しはじめたぁ〜！　発作が起きても死なないから〜！　ドクターが言ってたし〜！」

と発作を鎮める方向に実況していました。

パニック障害の場合、本当に発作が起きたらこのような余裕はないのですが、それでもPちゃんと名前をつけたり、笑いに転化することで不安を和らげていたことも事実です。

実況することで、不安にとらわれすぎずに、自分を俯瞰的に落ち着いて眺めることができたのです。

不安なものに名前をつけるのはおすすめです。

まだ私がパニック障害を発症する前のこと。昇幹夫先生（産婦人科医）の「笑いと健康」についての講演を聴く機会がありました。

そのときに昇先生は「『がん』と聞くだけで心が沈みますね。『ポン』だったらどう感じますか?」とお話しされていました。胃がんは胃ポン、大腸がんは大腸ポンになります。不安が少し和らぐと思いませんか。

すごく印象に残っていて、パニック障害をPちゃんと名づけたのです。それだけで、怖い存在というより、おちゃめな奴だ、ときどき私を困らせるいたずら好きな奴だと思えるようになりました。

あなたのストレスの原因が人であれ、状況であれ、病であれ、名づけるのはあなたの自由です。どうせなら、**辛さや不安を和らげる名前をつけてみてはいかがでしょうか。**

対策11

不安なことを笑いや親しみのあるものに転化する

第5章

「ストレスが溜まったとき」の7つの解消法

1

「心の掃除3原則」気枯れを祓《はら》う

■心の掃除3原則

目の前のことで精一杯で疲れが溜まっている、イライラすることが多い。このようなときの私たちは、心の整理整頓ができていなくて心が荒れている状態になっています。

「けがれ」とは「気枯れ」に通ずるそうです。心が荒れていると、やる気や元気が枯れていくということです。

FIFAワールドカップロシア大会のとき、サッカー日本代表は準々決勝に進出できなかったベルギー戦のあと、ロッカールームをきれいに掃除して「ありがとう」という感謝メッセージを残して去っていきました。これが世界中の多くの人たちから称賛されたことは記憶に新しいですね。

日本は生徒（児童）による学校掃除を教育の一環として長年実践し続けています。だからこそ、このような行為ができたのかもしれません。

ちなみにアメリカでは、大部分の学校掃除は用務員が行っているそうです。これは文化の違いですが、日本の学校掃除がモラル教育につながると多くの国で評価されはじめているそうです。

私たちは小さな頃から掃除が身近にあり、掃除上手なはずですが、自身の心となると掃除下手なときがあります。心の掃除上手になるためには、次の３つの視点が大切です。

①時間をつくる

学校掃除はきちんと掃除の時間が設けられていました。私たちも意識的に自分の心と向き合う時間を設けて、整理整頓したり、心が乱れる要因を掃き除いたりすることが大切です。

心の掃除が上手な方は、「忙しいから時間をつくれない」などとできない理由ではなく、忙しい中でもタイムマネジメントによりできることにフォーカスします。

例えば、リフレッシュ時間をつくるように工夫したり、隙間時間を有効活用しようとします。どれだけ多忙であったとしても馬上《ばじょう》（移動時間）、枕上《ちんじょう》（寝床時間）、厠上《しじょう》（トイレ利用時間）という三上《さんじょう》で文章を考えることができるではないかという古くからの教えもあります。

私は移動時間にできるだけ仕事をしないようにしています。

深い呼吸を繰り返す（心が穏やかに落ち着くので「心《しん》呼吸」と呼んでいます）、読書、音楽、首や肩のコリをほぐす、車窓からの景色をぼんやり眺めるなどリラックスの時間と決めています。このように仕事をしない時間を決めて、心の掃除に割いてみましょう。

また、どれだけ忙しくても1日5分～10分という時間はつくれますね。短い時間でもできることはたくさんあります。

心のビタミンとなるような名言集を読んだり、ストレッチや目を閉じて深い呼吸を繰り返したりするには十分な時間です。1日5分なら1年で30時間、10分なら1年で60時間も心の掃除に時間を割いていることになります。塵《ちり》も積もれば山となります。休日の時間も使えるなら、さらに掃除の効果は増します。

②道具を選ぶ

掃除道具も大切です。目的に合わせて、ほうきやちりとり、雑巾やモップなどがあります。心の掃除も目的に合わせて、道具を使いこなしましょう。

心の掃除が上手な方は、ストレス解消法をひとつだけでなく複数持っていて、ストレスの内容に合わせて、うまく使い分けます。

いつもは居酒屋でお酒を飲みながら話すことでストレス解消しているAさんは、誰にも話したくない悩み事を抱えたときは、日記に書くことで気持ちを整理したり、メールカウンセリングを利用したりしています。

お気に入りの喫茶店でゆっくり過ごすことでストレス解消しているBさんは、怒りが鎮まらないときは、ジムのランニングマシンで汗を流したり、一人カラオケで叫ぶように歌ったりしています。

寝ることがストレス解消というCさんは、緊張や不安による筋緊張で身体が硬くなっていると感じたら、マッサージで身体をほぐしてもらいます。心もほぐれているので、さらにいい睡眠につながりますね。

③協力してもらう

学校掃除を通して、私たちは協力し合うことの大切さを学びました。心の掃除も一人では大変だったら、誰かに相談してみる、話を聴いてもらう、アドバイスをもらうことでスッキリきれいになることがあります。

心の掃除が上手な方は、自分一人でストレス解消できないと感じたら、気が置けない仲間に話を聴いてもらう、ＳＮＳでアイデアを募集する、先輩にアドバイスを求める、信頼できるコーチとコミュニケーションを取るなど、一人で悩むのではなく、協力で解消しようとします。

ストレスを上手にコントロールできる人は、ストレス解消のための時間を意識的につくっています。

そしてジムのランニングマシンで汗を流す、お気に入りの喫茶店で日記を書く、カラオケボックスでマイクを握って熱唱する、マッサージで身体をほぐすなどにより、心の掃除を行います。このジム、ランニングマシン、喫茶店、日記、カラオケボックス、マイク、マッサージは、そのストレス内容に合わせた道具となります。

■心の大掃除の日を決めよう

ストレスを溜める人は、自分一人でモヤモヤ・イライラしながら日々を過ごしていることが多く、３原則の時間・道具・協力をうまく活用できていないのです。疲れ、苛立ち、不安などを放置し続けるとあなたの心の中はストレス屋敷になってしまい、掃除がますます大変になります。

その場合は、「心の大掃除」というやり方で対処しましょう。

心の大掃除は掃除だけに特化した１日です。

旅行に行くのもいいでしょう。日常を忘れてリフレッシュできる１日となります。

会社の用意した研修とはまったく関係ない自分が興味のあるセミナーや、ボランティア活動などに参加するのもいいでしょう。さまざまな価値観と触れ合って視野を広げる1日になります。

外出しなくても、映画やお笑い番組を観る1日、室内の掃除や家具の配置換えで気分を一新する1日など、できることはいろいろありますね。

ここで大切なことは「心の大掃除」で疲れないことです。リフレッシュのための旅行で逆に疲れた、参加したセミナーで嫌な想いをしたというのはよく聞く話です。よく調べて計画を立てることが大切です。

心の大掃除は計画的に。

対策1

ストレスを解消するための時間を確保しておく

2

「話す」聴いてくれる人の存在

■心の居場所がありますか

自分のことを理解してくれる、自分の気持ちに寄り添ってくれる、自分の話をしっかり受け止めて聴いてくれる、そういう人の存在は私たちの心のエネルギーを高めてくれます。私はそういう人の存在を「心のサポーター」と呼んでいます。

ストレスが溜まったときは「心のサポーター」に話を聴いてもらうことです。

先にも紹介しましたが、「話す」ことは「放す」であり「離す」です。溜まったストレスを上手に手放すことができます。

「心のサポーター」とは、共感力の高い人です。

共感力の高い人とは相手をわかろうとする人です。人を大切にする人なので、相手の成長のために叱ることもありますが、存在を否定するような言葉を投げつけたりはしません。共感力の高い人とは相手の立場に立つことができる人なので、自分がされてうれしいコミュニケーションはきっと相手もうれしい、自分がされて嫌なコミュニケーションはきっと相手も嫌だということをわかっています。

したがって、共感力の高い人には安心して話をすることができますね。

安心して話ができるということは、そこに「心の居場所がある」ということです。

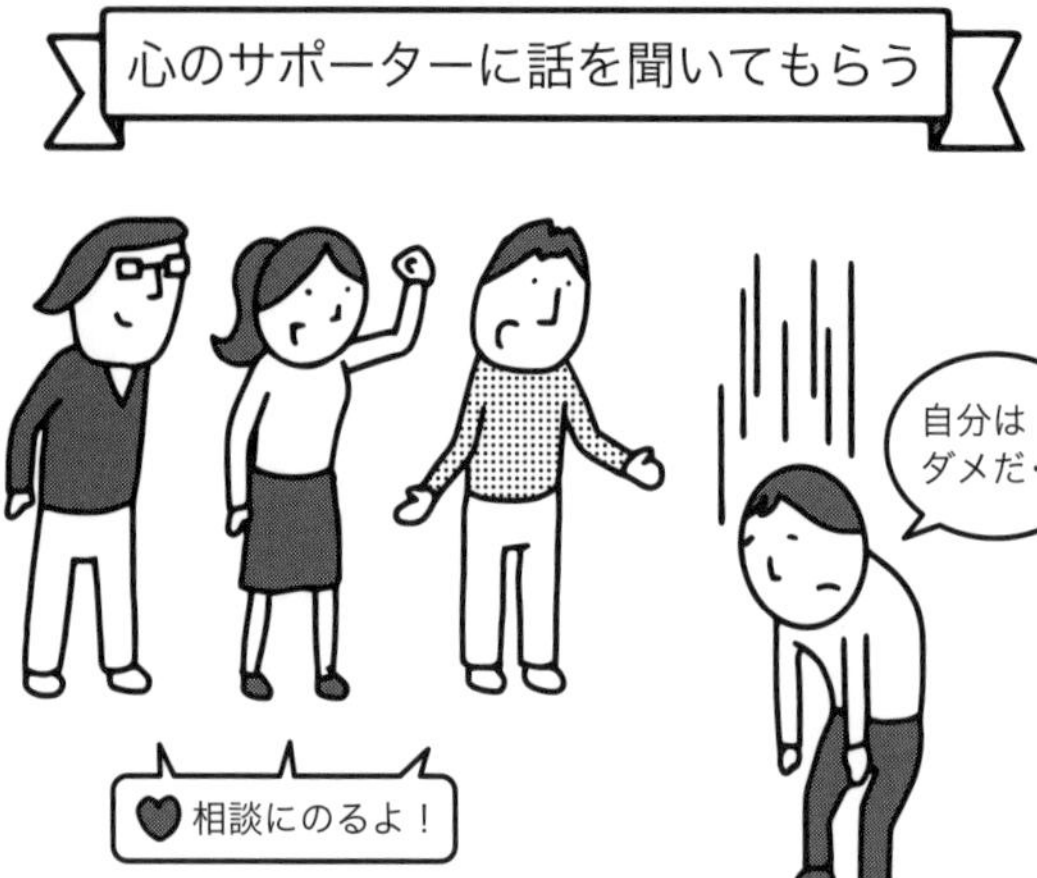
心のサポーターに話を聞いてもらう
自分はダメだ・・・
相談にのるよ！

人はどこかに「所属」しています。家族、組織など。しかし「所属」はしていても
そこに「心の居場所」がなければ……ストレスは溜まるだけですね。
心の健康にとって一番大切なことは、そこに「心の居場所がある」ことなのです。

あなたが所属している場所に、心の居場所はありますか？
ストレスが溜まったときに、安心して話や相談できる人はいますか？

■新型コロナウイルスが気づかせてくれたこと

新型コロナウイルスの存在が日増しに大きくなるにつれ、私の不安も大きくなって
いきました。
それなのに私は、「スーパーポジティブで弱いところを見せない人」や「自分の話
しかしない人」の前では、強い自分を演じていました。弱い自分を見せても、共感し
てもらえないと思ったからです。
このことが、自分のことを理解してくれる、自分の気持ちに寄り添ってくれる、自
分の話をしっかり受け止めて聴いてくれる、私にとっての「心のサポーター」が誰だっ

たのかに気づかせてくれました。と同時に、「私は誰の心のサポーター的存在なのだろうか」とも考えるようになったのです。

あなたの「心のサポーター」は誰ですか？

その人のことを大切にしましょう。あなたにとっての本当に大切な人だから。

そして、あなたは誰の「心のサポーター」ですか？

「心のサポーター」であるべく、大切なその人の心に寄り添ってあげてください。

対策2

共感できる人と時間を過ごす

3

「怒りの矛先を変える」希望の怒りに燃える

■発散を受け止めてくれる相手と場所を選ぶ

喜怒哀楽というくらい怒りは自然な感情です。しかし、怒りは強いエネルギーなので、心身に悪影響があるとして、江戸時代の健康指南書である貝原益軒《かいばらえきけん》の『養生訓』でも「怒りを抑える」ことの大切さが記されています。

怒りを抑えることの大切さはわかるのですが、一度火がつくとこれが結構難しいというのが私の実感です。

そこで、ここでは怒りをうまく発散することに焦点を当てていきます。

怒りは抑えるより発散のほうが簡単で無理がありません。

まずは怒りを「いかに怒るか」と考えてみましょう。

「いかに怒る」のがいいのでしょうか。

お客様のクレーム対応でイライラが溜まっているとき、そのお客様に怒りをぶつけることはできません。

そんなときは、「くっそー」と怒りの表情で引っ張ってもちぎれない柔らかい素材でできたものをねじったり、引き裂こうとするのもいいですね。

Siriが搭載されたスマホならばSiriに向かって「ちょっと聞いてくれよ」「めっちゃ腹立つねん」などと語りかけるのも良しです。怒りのあまり滑舌が悪くなると、Siriは「すみません、よくわかりません」とサンドウィッチマンのようないいボケ・ツッコミを入れてくれます。するとだんだんアホらしくなってきて、身体の力が抜けてきます。

街中に置いてあるカーシェアの車だと15分単位で借りることができますので、車内で思いっきり叫ぶのもいいですね。

ヒトカラ（一人カラオケ）は今や文化ですから、カラオケボックスで飛び跳ねて叫ぶのも手です。

ゲームセンターのパンチングマシンに怒りを拳に乗せてぶつけたり、バッティングセンターで金属音を鳴り響かせるのもいいですね。

怒りを発散する

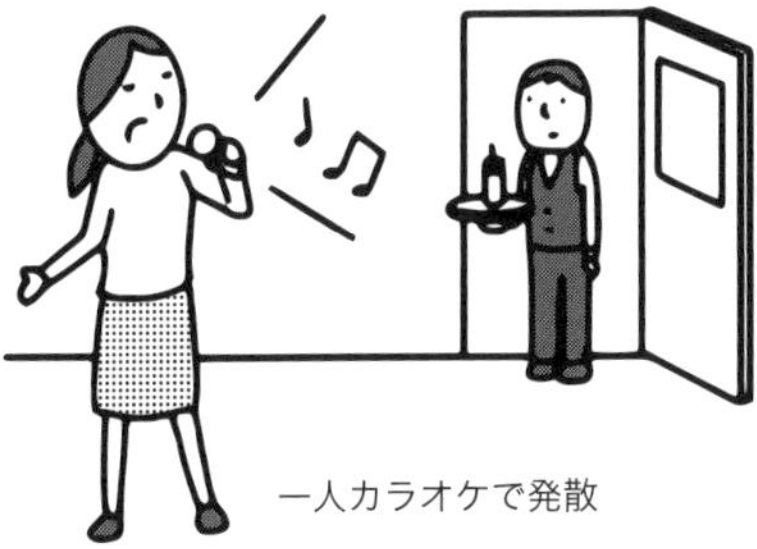

一人カラオケで発散

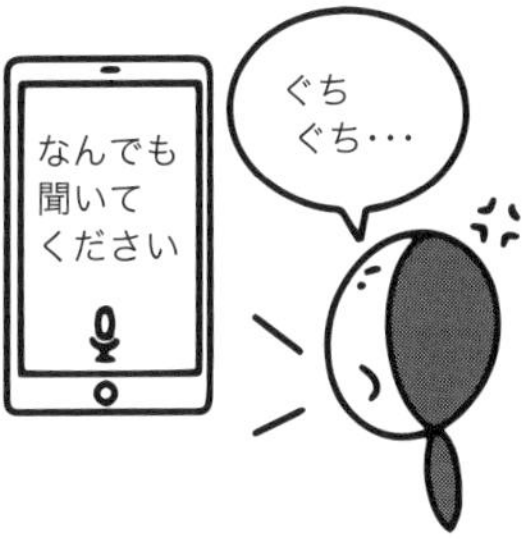
なんでも
聞いて
ください
ぐち
ぐち…

音声アシスタントに
怒りをぶつける

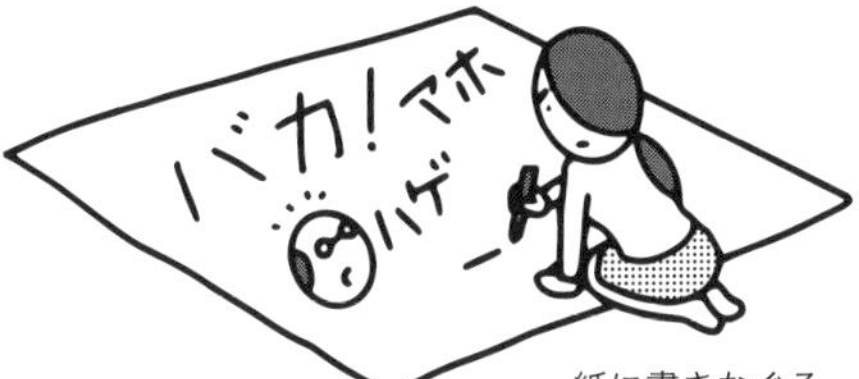
バカ!アホ
ハゲ

紙に書きなぐる

ひと気のない海辺で夕陽に向かって「バカヤロー」なんて青春じゃないですか。

自分に合った怒りの発散相手と発散場所を見つけましょう。

■忘れたくない怒りは閻魔帳に記録する

屈辱を味わった怒り、理不尽や無責任などに怒りを覚えたならば、メモ帳に書き込みましょう。

シャープペンの芯だとボキボキ折れて余計にイライラが増すので、太い鉛筆か、太字のボールペン、筆ペンもいいでしょう。怒りを書きなぐるのです。書きなぐることで気分がスッキリします。

反対になぐり書きでなく、写経でもするように丁寧にゆっくりきれいに書くことも気分を落ち着かせてくれます。

書いたものを破り捨てたり、黒く塗りつぶすことは怒りにサヨナラする方法です。

ただ、私は怒りの内容によっては破り捨てずに持っておくのもいいのではないかと思います。

怒りは強いエネルギーなので、その力を未来の扉を開くことに活用するのもいいでしょう。

歴史を振り返ると怒りが新しい時代をつくってきたとも言えます。怒りは新しいものを生み出す原動力でもあるのです。理不尽、無責任などに怒りを覚えたならば、未来へ向けて正しいと信じることを実現するためのエネルギーへと変えていくことが健全だと思います。

対策３
怒りは溜めずに放出する

4

「軽い運動で気分を変える」快適生活は気分で決まる

■心身一如の方程式

「心身一如《しんしんいちにょ》」という言葉があります。心と身体はつながっているという教えです。怒りでイライラしていると表情や態度に現れ、血圧や心拍数も上昇します。

一方で、**運動していい汗を流したときには爽やかな気持ちになりますし、ストレッチや深呼吸をすることで、身体も心もほぐれてきます。**

心をコントロールすることは難しいときがあります。緊張しているときに落ち着け、落ち着けと心をコントロールしようとしても、余計に緊張することがありますね。そこで、緊張しているときにはゆっくり歩いたり、ゆったりと深呼吸したりしてみましょう。

元気を出そうと心をコントロールしても難しいときは、姿勢を正したり、早歩きをしたりしてみましょう。それだけで気持ちに変化が出てきます。

このように、コントロールしやすい身体や行動から心に働きかけるストレスへの対処法を、私は「心身一如の方程式」と呼んでいます。

ストレスを感じたときには、「心身一如の方程式」からはじめてみるのが実践的で有効です。

自分では深呼吸をしたと思っていても、ストレス反応によって筋緊張な状態だと、身体が硬くなっているので呼吸は浅いままです。まずは「身体ほぐし」そして「ゆったり深呼吸」「心ほぐし」の順番で整えましょう。ストレッチしたり、身体をフニャフニャ脱力させて筋緊張状態な身体をほぐすことからはじめてください。

「調身、調息、調心」と言いますが、この順番が大切です。まずは身体を整（調）えて、次に呼吸を整（調）えます。そうすると心が整（調）うという禅の教えです。呼吸についてはは次項で紹介します。

■気分を良くするには軽い運動がおすすめ

私たちの気分は脳内ホルモンの作用により生まれます。**快適な気分に作用する脳内ホルモン（セロトニンやドーパミンなど）を出すには、ウォーキングやリズム運動などの軽い運動がおすすめです。**

軽い運動ですから室内でもできますね。その日の気分に合った好きな音楽に合わせて身体を動かしてみませんか。室内であれば自分のペースで他者の目を意識しなくていいので、ストレスのない中で楽しんでできますね。

ウォーキングは、いろんな発見を楽しみながらするのがおすすめです。「あっ」と何かに気づくことが脳内の活性につながります。風の流れが変わったことに気づく、新しいお店に気づく、晩ご飯のカレーライスの香りに気づく、街の歴史に気づく、美しいものを見つける、癒やされるものを見つけるなど、意識すればいろいろありますね。

対策４

太陽を浴びながら散歩をする

幸せホルモンと呼ばれるセロトニンをつくるには太陽の光を浴びるといいので、朝のウォーキングがおすすめです。朝は街の香りも清々しいですものね。

途中、神社や寺に寄ってみてはいかがでしょうか。静寂で神話が生きているような空間にいると時間がゆっくり流れている感じがして心地いいものです。大樹があればそっと触れてみてもいいでしょう。自分の中で勝手に「ここは私のパワースポット」と位置づけると、本当に元気が出てきます。

根拠なき思い込みでも、自分の心にエネルギーを与えてくれるなら、どんどん取り入れていけばいいのです。

このように快適な気分をつくる時間を大切にしましょう。こうした時間を意識してつくることを、私は「タイムマネジメントでストレスマネジメント」と呼んでいます。

5

「呼吸と睡眠」息抜きと安眠

■不安眠ではなく安眠のために大切なこと

「呼主吸従《こしゅきゅうじゅう》」という言葉があります。文字通り「呼吸は吐くことが主で、吸うことが従」という意味です。だから「吸呼」と言わず「呼吸」なのです。

私たちの人生も「オギャー」と元気よく息を吐き出すことからはじまりますね。疲れが溜まった晩に飲む1杯目のビールがなぜ美味しいのかと言えば、のど越しの良さはさることながら、思わず「プハー」と息を吐くのが気持ちいいからではないでしょうか。

息をゆっくり吐くことで自律神経の副交感神経が優位になり、リラックスできるのです。

自律神経は、交感神経と副交感神経で構成されます。

交感神経は日中の活発な動作につながるもので、ストレスに対して「闘うか、逃げるか」という反応をします。その結果、血圧が高くなり、脈も速くなってドキドキするなどの変化が現れます。

満員電車でイラっとするだけで交感神経の働きは活発となり、ますますイライラするのです。仕事をしているとたくさんのストレスがありますから、交感神経が優位な状態です。目が冴えてなかなか眠れないのも、活動的な交感神経が優位なままだからです。

一方で、副交感神経はリラックスにつながるもので、交感神経によって心拍数が速くなれば遅くなるように働きかけます。

つまり、交感神経がアクセルならば、副交感神経はブレーキなのです。寝ている間は副交感神経が優位なので、リラックスしていて脈も穏やかなのです。

交感神経は「アクティブ神経」で、副交感神経は「リラックス神経」と言ってもいいですね。**ストレス過多な社会では、交感神経ばかりが活性化しているケースがある**

ので、副交感神経を活性化させて心身のバランスを保つことが大切です。 副交感神経を活性化させるには、バタバタせずにゆったりと過ごすことが大切です。

私の友人は、新型コロナウイルスによる不安を手放す時間を大切にしようということで「ねるまえ瞑想」という時間を提供してくれています。参加者は夜に気軽にオンラインで集まります。友人がファシリテーターとなってゆったりとした呼吸の時間を一緒に過ごします。呼吸にだけ意識を向ける時間は、本書でも何度か紹介している「今、ここ」を感じる時間です。

これを行うと、その晩リラックスしてよく眠れるのです。

ストレスや不安が多くなると眠りが浅い、眠れないという声を聞くことがあります。このようなときは、お腹をふくらませながら鼻から息を吸い、ゆっくりゆっくりとお腹をへこませながら口から息を吐きましょう。ヨガのように吸うときも吐くときも鼻から行っても構いません。

焚火の動画などをぼんやり眺めてゆっくり呼吸するのもおすすめです。呼吸をリー

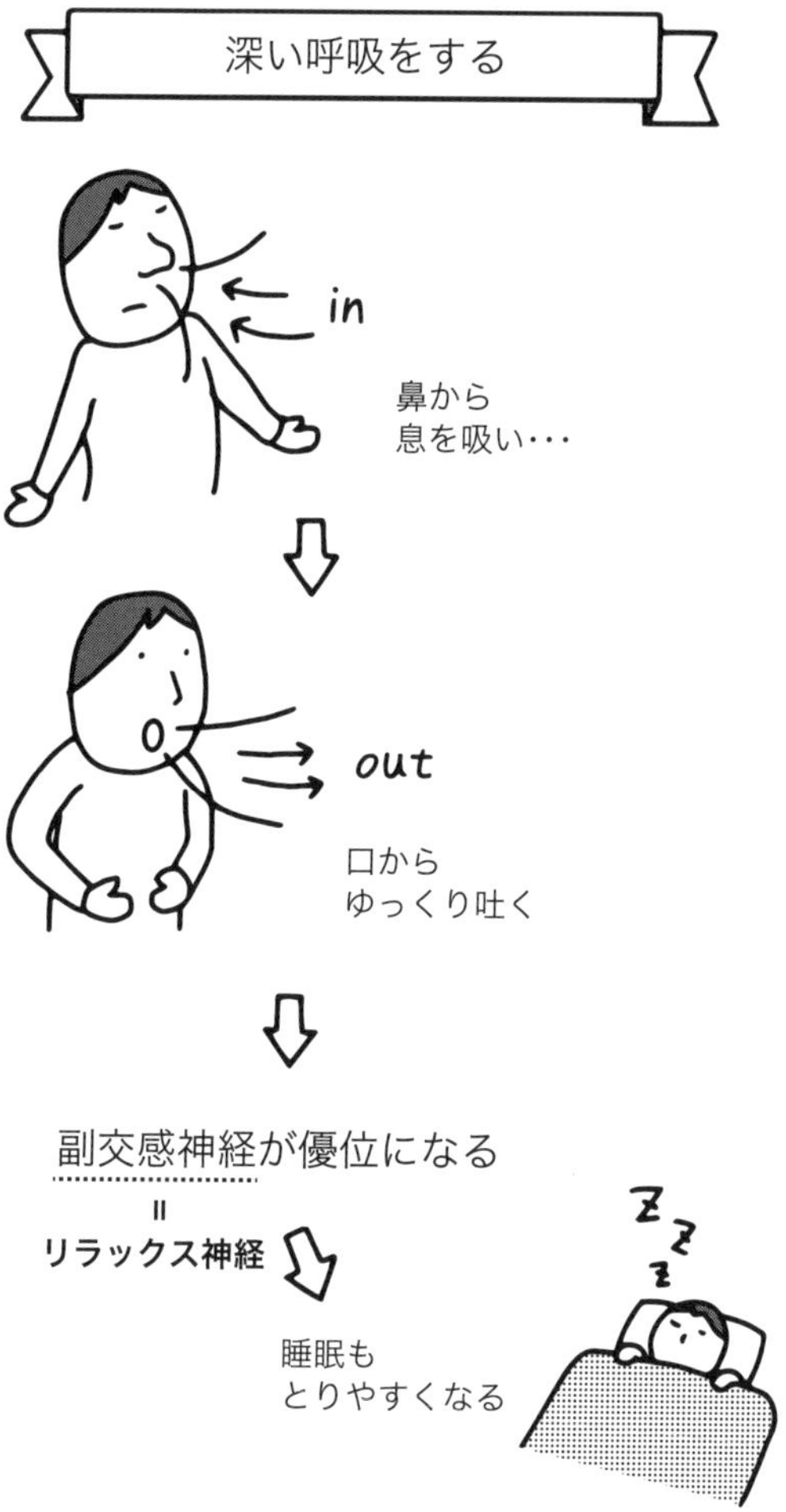
深い呼吸をする
in
鼻から
息を吸い・・・
out
口から
ゆっくり吐く
副交感神経が優位になる
=
リラックス神経
睡眠も
とりやすくなる
Z
Z
Z

ドしてくれるアプリもいろいろありますね。ゆったりとした呼吸でリラックスすることが質のいい睡眠につながります。

寝る前にスマホを眺めることはよくやってしまいますが、**スマホの光は寝つきを悪くします。**さらに負の情報に触れて不安を大きくしてしまう可能性もあります。寝る前は不安になる情報を遮断しましょう。

そして、今日という1日の中でうれしかったこと、感謝したいことなど、「いいところ探し」をして、微笑みながら眠りにつきましょう。

安眠のコツは「リラックス呼吸」と「いいところ探し」です。

■笑ってデトックス

ストレスが溜まったときには、本書で何度も述べていますが、気が置けない仲間に話を聴いてもらうとスッキリします。心に良くないものを話して「出す」というデトックスですね。

実は、話すときにはたくさん息を吐いているので、リラックスにもつながっているのです。

お笑い番組などを観て大笑いするのもいいですね。笑って声を「出す」ことは息を吐き「出す」ことなので、心をスッキリさせるデトックス効果が抜群です。

笑うことは免疫力も高めてくれますので、心身の健康にとって副作用のない良薬なのです。

対策５　息を吐き出すことを心がける

ストレスが溜まったときは息抜きです。息詰まりや息苦しさは避けましょう。

一番簡単な息の抜き方、息詰まりの解消は、息を吐くということなのです。

心の換気を大切にしましょう。

6 「欲を満たす」自分と仲良くする生き方

■ストレス解消を楽しむ

知人から「僕のストレス解消法はね、家に帰って妻のひざ枕で甘えさせてもらうこと」と伺ったことがあります。妻に甘えたい気持ちを抑え込むのではなく、素直であることに素敵だなと思いました。

人にはさまざまな欲求がありますが、抑圧しすぎると欲求不満という状態につながります。ですから**ストレスが溜まったときは、自分のそのときの欲求に気づき、それを認めてあげて、満たすようにしたいですね。**心に素直な生き方だと思います。

もちろん、他者や社会に迷惑をかけるような欲求を満たす行為はＮＧですが。

ストレスが溜まって大声を出したくなるときってありませんか。

私の場合は、枕に顔をうずめて低い声でうなるという「大声ミュート作戦」をすることで家族をビックリさせないようにしています。これは、皆さんもあるある作戦ではないでしょうか。

あるいは、姿見の前で「シャドーボクシング作戦」で大声の代わりに身体を動かしながら高速でシュッシュッと連呼しています。これで大声を出したくなる欲求が私の場合は満たされます。

欲求を満たそうとしても環境などにより難しいことはあると思いますが、やり方を変えてみるだけでも欲求は満たされるものです。

また、私は妻のひざ枕で耳かきをしてもらっています。はい、そうです。先ほど紹介した知人の影響です。

私のストレス解消法をお伝えしましたが、ストレス解消法をテーマにした話はみんなでしやすいですよね。そこで、それぞれの解消法をシェアすることをおすすめしています。解消法は複数あるほうがいいのです。

■欲求に気づく

新規プロジェクトのリーダーであるAさんは、メンバーが目標達成に不安ではないかと思って「大丈夫?」「困ってない?」と声をかけました。しかし、実はAさんもそのとき不安だったのです。

心理学者ユングは**「抑圧された感情や欲求は、他者の中に投影される」**と分析しています。

つまり、Aさんは誰かに「大丈夫?」「困ってない?」と声をかけて欲しかったのです。

私たちは無意識に抑圧している欲求があ

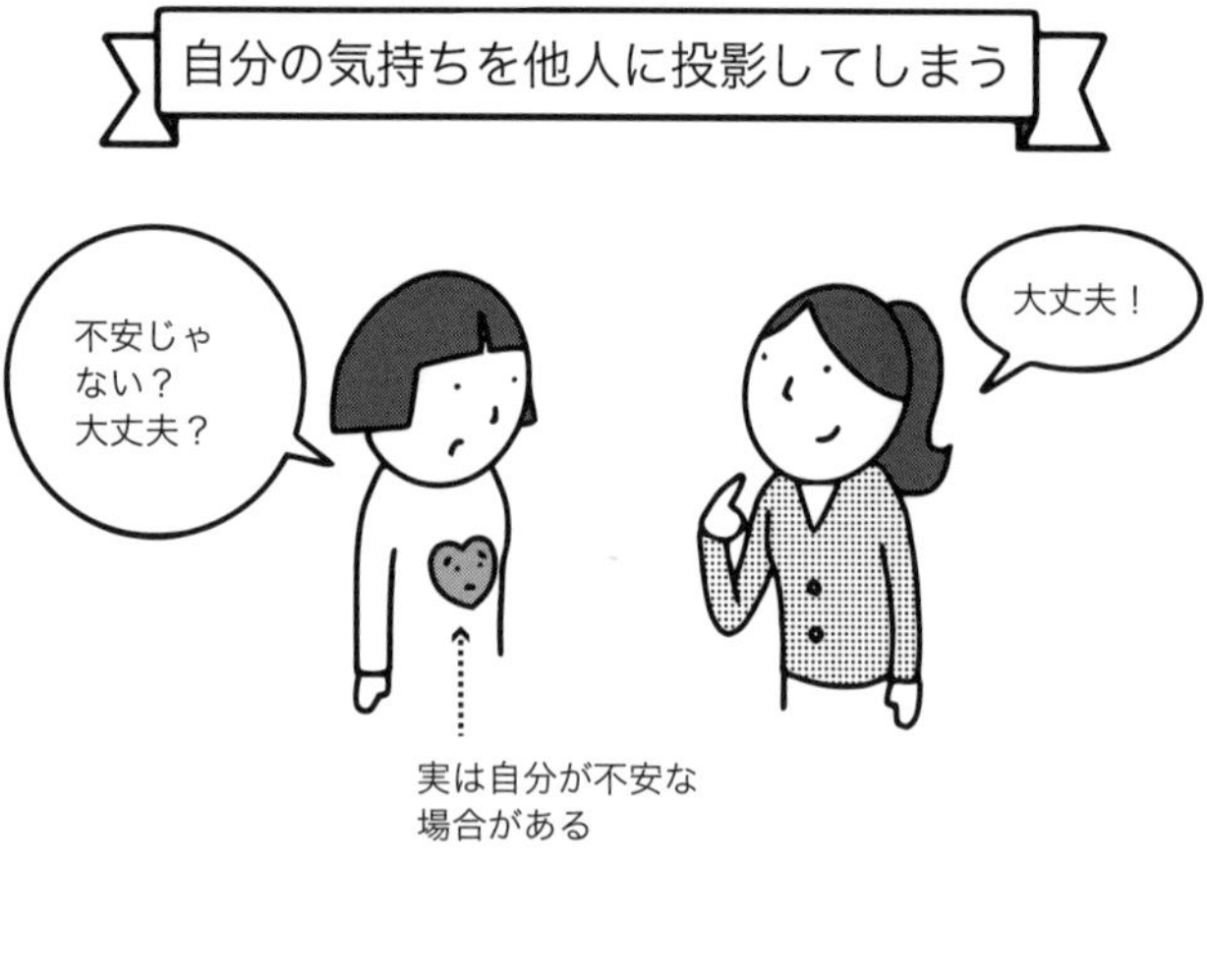

自分の気持ちを他人に投影してしまう
不安じゃ
ない?
大丈夫?
大丈夫!
実は自分が不安な
場合がある

ります。それが他者との関わりの中で浮かび上がることがあります。その欲求に気づき、認めてあげて、欲求が満たされるように素直になったほうがいいと思います。
誰かに助けて欲しいほど疲れや不安が溜まっているときは、強がって抑圧するよりも、本音をさらけ出せる自分でいることが、上手な心の守り方です。

対策６

自分の欲求に素直に従う

7

「人に優しくする」温もりのキャッチボール

■笑顔と元気は分かち合うもの

私の母親は幼い頃から今に至るまで「あんたは大丈夫や」「よくがんばったなぁ」と勇気づけの言葉やほめ言葉、ねぎらい言葉をかけてくれます。

遠く離れていてもわかるのでしょうか。何も言っていないのに、私が辛いときには「無理せんときや」「しんどかったらやめときや」と、心が温まる言葉をかけてくれます。

学校や会社でよく聞かされていた「逃げるな」「負けるな」という言葉は一度もかけられたことがないように思います。

まるで実家に帰ると母親が「おかえり。外は寒かったやろ」と言って温かいお茶をポンと食卓に出してくれるように、心が帰れる場所をいつでもそこに用意してくれているように感じます。

人はいくつになっても、ほめられるとうれしくて、温もりある言葉をかけられると安心して、心のエネルギーが高まります。私たちが持つ「承認欲求」や「愛と所属の欲求」（つながり欲求、私は独りではないという安心欲求）が満たされているからです。

ありがとうと言うことも大切ですが、自身の行いを通して他者から、ありがとうと言われることも大切です。

ありがとうと感謝言葉をいただくことで、心のエネルギーが高まります。私たちが持つ「貢献欲求」が満たされているからです。

がんばれも大切かもしれませんが、それ以上に自身のがんばりに対して「よくがんばったね」とねぎらい言葉をいただくことで、心のエネルギーが高まります。これも私たちが持つ「承認欲求」「愛と所属の欲求」が満たされているからです。

こうした「ほめ言葉」「感謝言葉」「ねぎらい言葉」によって心のエネルギーが高まり、私たちはまた明日からがんばれるのです。他者を通して元気が出てくるということです。元気が出てくるということは、そこに「心の居場所がある」ということです。元気とは出すだけのものでなく、良き人間関係やコミュニケーションという関係性の中で「出てくる」ものなのです。

笑顔や元気を分かち合いましょう。あなたや大切な人たちの笑顔のために。

対策7

人に元気を与え、人から元気をもらう

おわりに

あなたが親なら、自分の親に感謝したいことは何でしょうか。
あなたが課長なら、あなたのかつての課長に感謝したいことは何でしょうか。
あなたが新入社員の頃、お世話になった先輩社員に感謝したいことは何でしょうか。

講演や研修で、こうしたお題で話し合いをしていただくことがあります。そのときの講演や研修会場の空気はとても温かくなり、その場にいる私の心もポカポカしてきます。温かい気持ちの空気感染です。

話し合いをしていただいた後には、「恩送り」を紹介します。
「恩送り」とは、自分がしてもらって感謝していることを他の人にしていくことです。
あなたが親なら、自分の親に感謝したいことを自分の子どもにしていく。
あなたが課長なら、あなたのかつての課長に感謝したいことを自分の部下にしていく。

あなたが新入社員の頃、お世話になった先輩社員に感謝したいことを後輩である新入社員にしていく。

感謝の連鎖がそこに生まれます。

「元気送り」「笑顔送り」でもいいですね。元気、笑顔がつながっていきます。

新入社員として慣れないスーツを着て社会人生活をはじめたがバブル崩壊により9ヶ月目にリストラ、再起を図って大学院で学び直したが修了時に阪神・淡路大震災、管理職になったばかりの頃にパニック障害の発症、起業したが仕事がなく不安な毎日……。

心が疲れていたときに、たくさんの本から勇気や知恵をいただきました。

私がたくさんの本から勇気や知恵をいただいたように、心が疲れていると感じている方の心のエネルギーの回復のお役に立ちたい、大切な人の笑顔が見たいと思っている方のお役に立ちたい……そんな想いでこの本を執筆しました。

私の、小さな小さな「恩送り」です。

書店に並ぶ本としては、私にとってはじめてとなります。

このようなありがたい機会をいただきました明日香出版社様には感謝でいっぱいです。優れた編集者は名コーチだと感じるほどに、私の引き出しをたくさん開けるきっかけをくださり、そして何よりも書くことが楽しいと感じさせてくださった久松圭祐様に心から感謝申し上げます。

新型コロナウイルスによる緊急事態宣言下で書いた文章も多く、時として不安になりがちな私の心の支えとなってくれた妻や娘、両親、友人に心からの感謝を。そして、この本を読んでくださった皆さまに心からの「ありがとう」を。

最後までお読みいただき本当にありがとうございました。

心に優しい時間、心が喜ぶ時間を大切にお過ごしください。

こころ元気研究所　鎌田　敏《びん》

[著者]
鎌田敏（かまた・びん）
こころ元気研究所所長
㈱エンパワーコミュニケーション代表取締役
産業カウンセラー、心理相談員、認定コーチ
日本産業カウンセラー協会正会員
「こころ元気配達人」として全国各地で講演・研修活動を行う人気講師。
講演・研修回数は2,000回を超え、延べ30万人以上の方々が受講。
リピートや口コミでの依頼が絶えない。
神戸大学卒業後、不動産会社に入社と同時にバブル経済の崩壊、いきなりリストラを経験。さまざまなアルバイト経験ののち、神戸大学大学院に進むが、卒業時に阪神・淡路大震災が襲う。その後、コンサルタント会社、広告代理店にて技術職、営業職、管理職に携わる。その間、パニック障害が発症し、格闘しながらの日々が続いた。
いくつもの想定外の出来事を通して「人生は心のあり方ひとつでガラリと変わる」「自分から変わろうと行動することで扉は開く」ことに気づき、すべての世代の笑顔と元気の応援団、明るく元気な職場づくりの応援団として、2005年に「こころ元気研究所」を設立。メンタルヘルス講師の活動を始める。
現在はメンタルヘルスにとどまらず、コミュニケーション、モチベーション、リーダーシップ、組織活性化などについて、企業、商工会議所、労働組合、青年会議所、行政、学校・PTA、医療・福祉団体から講師依頼をいただいている。受講者は毎年2万人以上。
こころ元気研究所
http://cocorogenki.com/

ストレスの9割はコントロールできる

2020年　9月 20日　初版発行
2021年 10月 14日　第7刷発行

著　　者　鎌田敏
発 行 者　石野栄一
発 行 所　明日香出版社
〒112-0005　東京都文京区水道2-11-5
電話　03-5395-7650（代表）
https://www.asuka-g.co.jp

印　　刷　美研プリンティング株式会社
製　　本　根本製本株式会社

ISBN 978-4-7569-2109-3